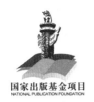

国家出版基金项目
NATIONAL PUBLICATION FOUNDATION

"十三五"国家重点图书出版规划项目

U0347864

《医学·教育康复系列》丛书

组织单位

华东师范大学中国言语听觉康复科学与 ICF 应用研究院

华东师范大学康复科学系听力与言语康复学专业

华东师范大学康复科学系教育康复学专业

中国教育技术协会教育康复专业委员会

中国残疾人康复协会语言障碍康复专业委员会

中国优生优育协会儿童脑潜能开发专业委员会

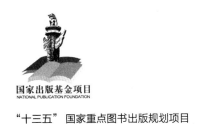

国家出版基金项目
NATIONAL PUBLICATION FOUNDATION

"十三五"国家重点图书出版规划项目

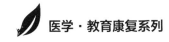

医学·教育康复系列

黄昭鸣 总主编
杜晓新 孙喜斌 刘巧云 副总主编

认知治疗实验实训

宿淑华 许文飞 丁忠冰 著

Experiments and Practices in Cognitive Therapy

南京师范大学出版社
NANJING NORMAL UNIVERSITY PRESS

图书在版编目（CIP）数据

认知治疗实验实训 / 宿淑华，许文飞，丁忠冰著
. —南京：南京师范大学出版社，2021.3
（医学·教育康复系列 / 黄昭鸣总主编）
ISBN 978-7-5651-4797-5

Ⅰ.①认… Ⅱ.①宿… ②许… ③丁… Ⅲ.①认知—
精神疗法 Ⅳ.① R749.055

中国版本图书馆 CIP 数据核字（2021）第 038684 号

丛 书 名 医学·教育康复系列
总 主 编 黄昭鸣
副总主编 杜晓新 孙喜斌 刘巧云
书 名 认知治疗实验实训
作 者 宿淑华 许文飞 丁忠冰
策划编辑 徐 蕾 彭 茜
责任编辑 孙 沁
出版发行 南京师范大学出版社
地 址 江苏省南京市玄武区后宰门西村 9 号（邮编：210016）
电 话 （025）83598919（总编办） 83598412（营销部） 83373872（邮购部）
网 址 http://press.njnu.edu.cn
电子信箱 nspzbb@njnu.edu.cn
照 排 南京凯建文化发展有限公司
印 刷 南京爱德印刷有限公司
开 本 787 毫米 ×1092 毫米 1/16
印 张 10.5
字 数 172 千
版 次 2021 年 3 月第 1 版 2021 年 3 月第 1 次印刷
书 号 ISBN 978-7-5651-4797-5
定 价 42.00 元

出 版 人 张志刚

回顾我国言语听觉康复、教育康复行业从萌芽到发展的 22 年历程，作为一名亲历者，此时此刻，我不禁浮想联翩，感慨万千。曾记得，1996 年 11 月，我应邀在美国出席美国言语语言听力协会（ASHA）会议并做主题报告，会后一位新华社驻外记者向我提问："黄博士，您在美国发明了 Dr.Speech 言语测量和治疗技术，确实帮助欧洲、巴西、中国香港及一些发展中国家和地区推进了'言语听觉康复'事业的发展，您是否能谈谈我们祖国——中国内地该专业的发展情况？"面对国内媒体人士的热切目光，我竟一时语塞。因为我很清楚，当时，言语听觉康复专业在内地尚处一片空白。没有专家，不代表没有患者；没有专业，不代表没有需要。在此后的数天内，该记者的提问一直在耳畔回响，令我辗转反侧，夜不能寐。

经反复思量，我做出了决定：立即回国，用我所学所长，担当起一个华人学子应有的责任。"明知山有虎，偏向虎山行"，哪管他前路漫漫、困难重重。我满怀一腔热忱，坚定报国的决心——穷毕生之力，为祖国言语听觉康复的学科建设，为障碍人群的言语康复、听觉康复、教育康复事业尽自己的一份绵薄之力。

如今，我回国效力已 22 载，近来，我时常突发奇想：如果能再遇到当年的那位记者，我一定会自豪地告诉他，中国内地的言语听觉康复、教育康复事业已今非昔比，正如雨后春笋般繁茂、茁壮地成长……

20 多年的创业，历尽坎坷，饱尝艰辛。但我和我的团队始终怀着"科学有险阻，苦战能过关"的信念，携手奋进，在学科建设、人才培养、科学研究与社会服务、文化传承与创新等方面取得了众多骄人的成绩。2004 年，华东师范大学在一级学科教育学下创建了"言语听觉科学专业"。2009 年，成立了中国内地第一个言语听觉康复科学系，同年，建立了第一个言语听觉科学教育部重点实验室。2012 年 9 月，教育部、中央编办等五部委联合下发《关于加强特殊教育教师队伍建设的意见》（教师〔2012〕12 号），文件提出："加强特殊教育专业建设，拓宽专业领域，扩大培养规模，满足特殊教育事业发展需要。改革培养模式，积极支持高等师范院校与医学院校合作，促进学科交叉，培养具有复合型知识技能的特殊教育教师、康复类专业技术人才。"经教育部批准，2013 年华东师范大学在全国率先成立"教育康复学专业"（教育学类，专业代码 040110TK）。

2020 年华东师范大学增设"听力与言语康复学专业"（医学类，专业代码 101008T），这是华东师范大学开设的首个医学门类本科专业。听力与言语康复学专业旨在通过整合华东师范大学言语听觉科学、教育康复学、认知心理学、生命科学等学科领域的优质师资力量，建设高品质言语语言与听觉康复专业，培养适应我国当代言语语言听觉康复事业发展需要的，能为相关人群提供专业预防、评估、诊断、治疗与康复咨询服务的复合型应用人才，服务"健康中国"战略。

一门新学科的建立与发展，必然面临许多新挑战，这些挑战在理论和临床上都需要我们一起面对和攻克。据 2011 年全国人口普查数据显示，我国需要进行言语语言康复的人群高达 3000 多万。听力与言语康复专业立足言语听力障碍人群的实际需求，秉持"医工结合、智慧康复"的原则，紧跟国际健康理念的发展，以世界卫生组织提出的《国际疾病分类》（ICD）和《国际功能、残疾和健康分类》（ICF）理念为基础，构建听力与言语康复评估和治疗标准，为医院康复医学科及临床各科，诸如神经内科、耳鼻咽喉头颈外科、儿科、口腔科等伴随言语语言听力障碍的人群提供规范化的康复治疗服务。最令我感到自豪的是：2013 年，我们研究团队申报的"言语听觉障碍儿童康复技术及其示范应用"科研成果，荣获上海市科学技术奖二等奖。

教育康复学专业是我国高等教育改革的产物，它不仅符合当前"健康中国"的发展思路，符合特殊教育实施"医教结合、综合康复"的改革思路，而且符合新形势下康复医学、特殊教育对人才培养的需求。专业的设置有助于发展医疗机构（特别是妇幼保健系统）的康复教育模式，更有助于发展教育机构（特别是学前融合教育机构）的康复治疗模式。2015 年，我们研究团队申报的"基于残障儿童综合康复理论的康复云平台的开发与示范应用"科研成果，再次荣获上海市科学技术奖二等奖。

在新学科建设之初，我们就得到各级政府与广大同仁的大力支持。2013 年，教育部中国教师发展基金会筹资 680 万元，资助听力与言语康复学和教育康复学专业建设。本丛书既是听力与言语康复学和教育康复学专业建设的标志性成果，也是华东师范大学、上海中医药大学等研究团队在 20 多年探索实践与循证研究基础上形成的原创性成果，该成果集学术性、规范性、实践性为一体。丛书编委会与南京师范大学出版社几经磋商，最终确定以"医学·教育康复"这一跨学科的新视野编撰本套丛书。作为"十三五"国家重点图书出版规划项目，本套丛书注重学术创新，体现了较高的学术水平，弥补了"医学·教育康复"领域研究和教学的不足。我相信，丛书的出版对于构建中国特色的"医学·教育康复"学科体系、学术体系、话语体系等具有重要价值。

全套丛书分为三大系列，共 22 分册。其中："理论基础系列"包括《教育康复学概论》《嗓音治疗学》《儿童构音治疗学》《运动性言语障碍评估与治疗》《儿童语言康复学》《儿童认知功能评估与康复训练》《情绪与行为障碍的干预》《儿童康复听力学》《儿童运动康复学》9 分册。该系列以对象群体的生理、病理及心理发展特点为理论基础，分别阐述其在言语、语言、认知、听觉、情绪、运动等功能领域的一般发展规律，系统介绍评估原理、内容、方法和实用的训练策略。

"标准、实验实训系列"为实践应用部分，包括《ICF 言语功能评估标准》《综合康复实验》《嗓音治疗实验实训》《儿童构音治疗实验实训》《运动性言语障碍治疗实验实训》《失语症治疗实验实训》《儿童语言治疗实验实训》《普通话儿童语言能力临床分级评估指导》《认知治疗实验实训》《情绪行为干预实验实训》10 分册。该系列从宏观上梳理残障群体教育康复中各环节的标准和实验实训问题，为教育工作者和学生的教学、实践提供详细方案，以期为"医学·教育康复"事业的发展拓清道路。该系列经世界卫生组织国际分类家族（WHO-FIC）中国合作中心下的中国言语听觉康复科学与 ICF 应用研究院授权，基于 ICF 框架，不仅在理念上而且在实践上都具有创新性。该系列实验实训内容是中国言语康复对标国际，携手全球同行共同发展的标志。

"儿童综合康复系列"为拓展部分，包括《智障儿童教育康复的原理与方法》《听障儿童教育康复的原理与方法》《孤独症儿童教育康复的原理与方法》3 分册。该系列选取最普遍、最典型、最具有教育康复潜力的三类残障儿童，根据其各自的特点，整合多项功能评估结果，运用多种策略和方法，对儿童实施协调、系统的干预，以帮助残障儿童实现综合康复的目标。各册以"医教结合、综合康复"理念为指导，注重原理与方法的创新，系统介绍各类残障儿童的特点，以综合的、融合的理念有机处理各功能板块之间的关系，最终系统制订个别化干预计划，并提供相关服务。

在丛书的编写过程中，我们始终秉承"言之有据、操之有物、行之有效"的学科理念，注重理论与实践相结合、康复与教育相结合、典型性与多样性相结合，注重学科分领域的互补性、交叉性、多元性与协同性，力求使丛书具备科学性、规范性、创新性、实操性。

本套丛书不仅可以作为"医学类"听力与言语康复学、康复治疗学等专业的教材，同时也可以作为"教育学类"教育康复学、特殊教育学等专业的教材；既可供听力与言语康复学、康复治疗学、教育康复学、特殊教育学、言语听觉康复技术等专业在读的专科生、本科生、研究生学习使用，也可作为医疗机构和康复机构的康复治疗师、康复医师、康复教师和护士的临床工作指南。本套丛书还可作为言语康复技能认证的参考书，包括构音 ICF-PCT 疗法认证、言语嗓音 ICF-RFT 疗法认证、孤独症儿童 ICF-ESL 疗法认证、失语症 ICF-SLI 疗法认证等。

全体医疗康复和教育康复的同仁，让我们谨记："空谈无益，实干兴教。"希望大家携起手来，脚踏实地，求真务实，为中国康复医学、特殊教育的美好明天贡献力量！

博士（美国华盛顿大学）

华东师范大学中国言语听觉康复科学与 ICF 应用研究院院长

华东师范大学听力与言语康复学专业教授、博导

华东师范大学教育康复学专业教授、博导

2020 年 7 月 28 日

近年来，国家非常重视残疾人教育事业与特殊教育质量的提高，如《国民经济和社会发展第十三个五年规划纲要》中要求，"提升残疾人群特殊教育普及水平、条件保障和教育质量。再如，2017年《第二期特殊教育提升计划（2017—2020年）》指出，"提高特殊教育质量，促进医教结合，建立多部门合作机制，加强专业人员的配备与合作，提高残疾学生评估鉴定、入学安置、教育教学、康复训练的有效性"。由此可见，提升特殊教育质量和特殊群体康复水准已成为当前残疾人事业发展的核心任务。要提高特殊教育质量和特殊群体康复水准，势必要提升特殊教育、教育康复及相关专业的人才培养质量，使毕业生走上工作岗位就能对残疾儿童进行有效教育和康复。为达到目的，在人才培养过程中，一定要加强学生实验实训操作技能的训练，而认知治疗实验实训技能是特殊教育、教育康复及相关专业学生应该掌握的技能之一。

《认知治疗实验实训》属于《医学·教育康复系列》丛书中的"标准、实验实训系列"，本书根据个体认知发展规律，以认知理论为基础，重点阐述认知功能的评估及认知治疗的实施过程。本书实践性强，以知识点为支撑，以实验实训为核心，培养学生进行认知治疗的临床实践能力；本书具有一定的前沿性，采用国际ICF分类，首次提出对认知障碍群体进行ICF框架下的认知评估与治疗，以更好地提升他们的认知能力；本书采用案例教学的模式，帮助学生将前期所学的认知治疗相关理论知识融会贯通，为学生进入医疗、学校、民政、残联等教育和康复机构开展认知治疗的临床工作奠定良好的基础。

《认知治疗实验实训》共分四大章节，各章内容及撰写人员为：第一章为绪论部分，主要阐述认知治疗实验实训的目的和要求，并简单介绍认知治疗的规范化流程（宿淑华），对认知治疗中可借助的常用工具和设备进行简单介绍（许文飞、丁忠冰）；

第二章主要讲述 ICF 框架下的认知功能评估，首先对认知功能精准评估的内容和认知功能评估表进行详细讲解，然后介绍了 ICF 框架下认知治疗计划的制订（丁忠冰、宿淑华）；第三章主要从三个层面对 ICF 框架下的认知治疗及效果监控进行阐述，首先介绍认知治疗中感知功能、启蒙知识和认知能力的实施和实时监控的开展，其次讲述短期目标监控的开展及其临床意义，最后详细介绍了认知疗效评价的具体内容（许文飞、宿淑华）；第四章则是通过案例分析的形式具体阐述如何针对常见障碍儿童（发育迟缓儿童、听障儿童、脑瘫儿童、智障儿童）进行认知功能评估、治疗和监控的完整过程（宿淑华、许文飞、丁忠冰）。全书由宿淑华、许文飞、丁忠冰参与审校与统稿工作。

　　本书主要致力于培养学生进行认知治疗的临床实践能力，适用于教育康复学专业、听力与言语康复学专业、康复治疗学专业、特殊教育学专业等本科生和研究生教学，也可供康复医师、康复治疗师、特殊学校教师，以及临床医师（康复科、儿科、儿保科、耳鼻咽喉科等）、护士等阅读参考。

　　本书即将付梓之际，我们不仅感谢《医学·教育康复系列》丛书总主编黄昭鸣教授和南京师范大学出版社有关领导、同志的支持与厚爱，还感谢《认知治疗实验实训》的各位编写人员辛勤的努力，以及华东师范大学康复科学系研究生王彤同学提供的帮助。另外，感谢美国泰亿格公司（Tiger DRS, Inc.）对本项目的技术支持，包括二维码视频制作，本书中使用的实验设备主要来自于上海慧敏医疗器械有限公司，在此表示特别感谢。感谢上海小小虎康复中心对 ICF 认知功能参考标准制定和临床实践的指导。由于作者水平有限，本书的不当之处，还望有关专家同仁多提宝贵意见！

宿淑华

2020 年 03 月 24 日

目 录

第一章

1

绪 论

教育康复学专业是理论知识与实践技能高度结合的专业，实训是教育康复过程中的核心环节之一，是本专业学生掌握临床实训能力的基础[1]。实践技能的培养是教育康复人才培养体系中尤为重要的一环，是提升教育康复人才培养质量的重要途径[2]。其中，认知实训是整合认知康复相关知识的重要手段，其可以将理论基础知识转化为实践技能；而且认知实训过程是提高学生教育康复专业素质和技能的重要途径之一，也是实现教育康复专业人才认知实践教学的重要形式。认知实训教学能够促进本专业学生将理论知识与临床实践相结合，提高学生从专业角度分析问题、解决问题的能力[3]。

① 杜晓新，黄昭鸣 . 教育康复学导论 [M]. 北京：北京大学出版社，2018：4-5.
② 张玉红，黄昭鸣，刘巧云 . 特殊教育专业康复实践教学的运行困境与突围路径——基于智慧康复云服务的视角 [J]. 中国特殊教育，2015（11）：49-55.
③ 程辰 . 教育康复学专业实践教学的探索和思考 [J]. 现代特殊教育，2018（5）：75-77.

认知治疗实训的目标及内容

认知治疗是教育康复综合干预体系中的重要组成部分，对推动整个教育康复领域的全面发展具有重要作用。因此，康复师在认知康复治疗实施过程中，需有计划、有步骤地协调综合多种干预手段，采用多种方法形成康复合力，只有遵循认知治疗的规范化流程，才能促进患者认知功能全面协调发展[①]。

一、认知治疗实训的目标

认知治疗实训旨在完善教育康复专业实践教学体系，使理论知识与教育实践紧密联系，系统、全面培养合乎规范的教育康复专业人才。临床实践中，诸多障碍类型的患者均可能表现出认知功能的损伤，如智力障碍、脑瘫、孤独症和发育迟缓等患者常常伴有启蒙知识和认知能力等方面的功能异常或者障碍。由于不同病理、心理和教育因素造成认知问题的表现不同，所以各种认知功能康复的重点和难点也不同[②]。因此，在认知治疗中，精准评估患者的认知功能、制订康复训练计划与方案、开展个别化康复治疗、监控康复疗效均是一名合格的康复师应该具备的专业技能。

要从事认知治疗，从业人员应具备扎实的理论知识、良好的人文素

---

① 黄昭鸣，杜晓新，孙喜斌，等 . "多重障碍·多重干预"综合康复体系的构建 [J]. 中国特殊教育，2007（10）: 3-13，40.

② 杜晓新，王和平，黄昭鸣 . 试论我国培智学校课程框架的构建 [J]. 中国特殊教育，2007（5）: 13-18.

养；既需要技术操作能力，也要具备良好的技术能力基础，既能满足日常康复治疗技术工作的要求，又具备未来发展所需的能力。因此，认知治疗实训不但要求学生熟练掌握临床技能，更重要的是培养学生的临床思路。

认知治疗实训的总体目标为：培养学生的职业道德素养、专业态度和良好的专业动机，培养学生积极交流和学习的态度，使其能够耐心细致地开展康复服务，并具有批判性思维；培养学生分析问题、解决问题的能力，培养其较强的逻辑推理技巧，整体推进专业素养的提升。

夯实学生的专业技能。通过实训教学，使学生能够在实践中恰当地运用认知治疗的理论及康复技术，独立完成不同障碍类型患者的认知功能评估，并制定合理的治疗方案及实施有效的治疗。熟悉认知康复流程，能够解决患者存在的认知功能障碍并设计治疗方案，监控治疗过程和服务成效，在临床实践中获得初步临床经验[1]。

培养学生灵活应用专业知识的能力。在临床实践中，通过让学生多接触不同案例，培养他们能针对不同个案在康复过程中的临床表现，运用所学专业知识分析个案的障碍表现，并对其进行恰当的解释和说明；有寻找问题、查证疑问和最大限度自我学习的主动性，用有效和及时的方式组织工作。

二、认知治疗实训的内容

（一）实训课程框架及其主要内容

认知治疗实训内容主要包括认知功能评估与治疗计划制订和认知治疗实施及效果监控等方面的内容。课程设置力求实现实训项目系统化和规范化，涵盖认知治疗实践教学中的主要技能，着重突出教学的实践性、开放

---

[1] 杜晓新，黄昭鸣，宋永宁，等.聋儿康复教育中的 HSL 理论及其操作模式 [J]. 中国听力语言康复科学杂志，2006（1）：39–42.

性和职业性,让学生在反复实践中提高综合能力,养成良好的职业素养[①]。
课程内容体现对认知康复治疗的职业素质和职业能力的培养,课程主要内
容构成如图 1-1-1 所示。

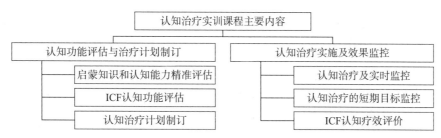

图 1-1-1 认知治疗实训课程主要内容板块

1. 认知功能评估与治疗计划制订

对患者开展认知功能评估,主要包括主观评价与客观测量。主观评价
是指运用观察法来评价患者的认知功能并与监护人沟通,而客观测量则是
指运用认知能力测试与训练仪、综合康复支持(认知能力)软件等工具或
者软件对患者的启蒙知识、认知能力、ICF 认知功能等进行评估,具体内
容可参见本章第三节。经过评估,康复师可以全面了解患者的认知功能状
况、认知功能障碍类型及其损伤程度,为后续治疗提供依据。

认知治疗计划的制订是开展认知治疗的基础。制订认知治疗计划时,
应全面综合地分析患者认知功能精准评估结果,确定患者的认知状况与问
题,并在治疗计划中选择合适的治疗方法。除此之外,康复目标的设定也
是治疗计划制订中很重要的一部分,依据 ICF 认知功能评估结果,康复师
可以客观地了解当前患者认知功能的损伤程度,并合理地设置康复目标,
通过目标管理确保认知治疗按计划、有步骤、有成效地开展。

2. 认知治疗实施及效果监控

认知治疗主要以个别化康复的形式进行,治疗时应根据启蒙知识与认
知能力评估的结果分别进行治疗。启蒙知识治疗的重点在于帮助患者掌握
颜色、图形、数字、时间、空间和物体的量等六方面的基础能力,为后续

① 程辰.教育康复学专业实践教学的探索和思考 [J]. 现代特殊教育,2018(5):75-77.

认知能力的训练奠定基础；认知能力训练的重点在于改善患者的注意力、观察力、记忆力、分类能力和推理能力等[①]，具体内容可参见本书第二章。

进行认知治疗时，康复师需要知道康复效果，因此，需要对认知治疗进行效果监控。认知治疗效果监控可分为实时监控与短期目标监控，实时监控是指在进行认知治疗实施过程中开展的监控，它可以帮助康复师及时了解每一次康复训练后个体的进步情况，及时检验每一次康复治疗的效果；而短期目标监控是指在实施认知治疗一段时间后及时开展的监控，它可以帮助康复师及时调整康复方案。另外，在一个阶段治疗计划实施过程中，可以根据患者能力情况和训练进展再次进行认知功能评估及认知治疗的疗效评价，短期目标监控和疗效评价可用以检验康复治疗的中、长期目标的达成情况，具体内容见本书第三章。

（二）开展认知治疗实训的原则

1. 实践性

认知治疗技能实训以培养学生职业能力为主线，以技能训练为主要目标，重在培养学生将理论知识转化为实践的能力。实训课程在内容设置上，按照认知治疗临床实践中的工作流程组织教学内容，具有突出的实操性。课程内容涵盖了临床工作中的以下主要技能要点：问诊与个案信息搜集、认知功能评估、治疗方案制定、治疗方案实施与治疗效果监控。此外，本实训中还包含了在各类康复机构、特殊教育学校、医院康复科收集的个案资料，通过集中学习，可以让学生快速掌握实践工作中可能面临的个案情况，切实提高其实践技能。

2. 科学性

儿童认知治疗实训以认知发展及认知障碍的特点为依据，循序渐进地安排课程内容。认知治疗技能实训以精准评估、有效训练为指导思想，旨

---

① 杜晓新.特殊儿童认知能力训练的原理与方法 [M].上海：华东师范大学出版社，2012:
13-14.

在让学生掌握科学系统的治疗方法。本书还创新性地引入了 ICF 的理念与框架，对如何在临床实践中针对患者的认知障碍选择恰当的 ICF 核心分类组合，以及按照基于 ICF 的儿童认知康复整体解决方案，对如何进行功能评估、制订计划和康复治疗，以及疗效评价进行介绍。ICF 是世界卫生组织应用于健康和康复领域的分类系统，其最终目的是要建立统一的、标准化的术语系统，以对健康和康复状况的结果进行分类提供参考性的理论框架[①]。在 ICF 框架下的认知治疗技能实训，科学性和系统性突出，可以让学生习得开展个别化认知治疗的规范化思路，确保认知康复治疗的开展具备科学性。

3. 前沿性

互联网技术和电子信息技术的快速发展为康复手段的提升带来了新的机遇，认知治疗实训中应纳入康复领域的新技术、新手段来提升学生的实践操作技能。认知治疗中需要大量的重复练习，现代化康复设备及各种康复云平台的运用可以全面整合康复治疗资源，它一方面可以缩短康复师准备训练材料的时间，另一方面也能充分调动患者主动参与的积极性，丰富康复形式，从而提升康复效率[②]。

（三）认知治疗实训的要求

通过对患者进行启蒙知识和认知能力的训练，帮助他们解决一系列的启蒙知识和初、中、高级认知能力，最大限度地降低认知障碍对患者生活和学习的影响。

（1）了解不同障碍类型患者的认知障碍表现，对不同类型患者进行认知功能评估和分析，制订认知治疗计划，设定治疗目标。

（2）根据认知功能评估结果制订治疗计划，针对不同类型和程度的患者开展个别化认知康复治疗。

---

① 邱卓英，陈迪，祝捷. 构建基于 ICF 的功能和残疾评定的理论和方法 [J]. 中国康复理论与实践，2010，16（7）：675–677.
② 周红省，易海燕，黄昭鸣，等 .1+X+Y 聋儿康复教育模式的实践研究 [J]. 中国听力语言康复科学杂志，2006（1）：43–46.

（3）完成 13 个小时实训任务，其中认知治疗实训见习为 3 小时，包括线上标准化评估录像（有效实践）1 小时、线下观摩评估 1 小时、个别化教学模拟练习（拍录像）1 小时；实习 10 小时，具体内容见表 1-1-1。

表 1-1-1 认知治疗实训要求时间分配表

领域	见习时数（小时）	实习时数（小时）	见习要求	实习要求
认知	3	10	① 线上患者标准化评估录像 1 套（含打分）1 小时；② 线下观摩 1 个真实案例评估 1 小时；③ 个别化教学模拟练习（拍录像）1 小时。	① 评估 2 个个案并撰写评估报告（不低于 80 分的标准）；② 5 次个别化训练课；③ 2 次集体课；④ 1 次汇报。

认知治疗规范化流程

系统高效的认知功能评估与训练离不开规范化的流程，本节基于 ICF 认知功能评估与训练的原则，介绍认知治疗的规范化步骤。

一、认知治疗规范化流程简介

基于 ICF 的认知障碍治疗规范化流程共分为六个步骤，认知治疗规范化流程如图 1-2-1 所示。

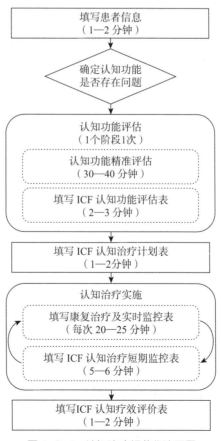

图 1-2-1 认知治疗规范化流程图

（一）填写患者信息

填写基本信息这一过程是康复师初步了解患者基本情况的重要过程，康复师可以通过询问家长或主要照顾者，了解该患者的现病史、既往史、家族史、母亲孕期及患者出生时的情况；同时也可以确定患者目前的认知发展情况，以及家长对患者认知治疗的预期，并进行档案记录。

（二）确定是否存在认知问题

通过认知功能综合筛查表（见表 1-2-1）对患者的认知功能进行初步筛查。该筛查表采用等级评定的方式，考查患者的颜色概念、图形概念、物体的量、数字概念、空间概念、时间概念等能力，帮助康复师、特教教师及家长快速了解患者是否存在认知落后的现象。在进行认知综合筛查时，需要根据情况选择最接近患者认知现状的级别，认知能力可分为逐级提升的 8 个级别。如果介于两个级别之间，则选择低级别的选项，保证能正确评估患者当前认知水平。

表 1-2-1　认知功能综合筛查表

1 级	有基本的感知觉，但不能匹配相同颜色。
2 级	能辨认三种基本的颜色（红、黄、蓝）、分清物体的大小、认识圆形、分清上下的方位概念。
3 级	能在对比中指出高矮、长短、多少、轻重和胖瘦。
4 级	能根据 10 以内的数字找到和数字相对应的物品个数。
5 级	能分清里外、前后、旁边与中间、左右等方位概念。
6 级	能理解大概的时间，但不能认识钟表的时间。
7 级	能认识钟表的时间。
8 级	能进行 20 以内加减运算及 10 以内的四则运算，能完成简单应用题。

（三）认知功能评估

认知功能评估主要包括启蒙知识评估、认知能力评估和 ICF 认知功能

评估，目的是精准评估患者的认知状况，并且基于 ICF 划分患者认知损伤
等级。

1. 启蒙知识评估

启蒙知识评估主要对患者的基础性概念进行评估，包括颜色、图形、数
字、时间、空间及物体的量，运用认知能力测试与训练仪系统软件进行评估。
首次评估前，要将患者基本信息填写完整，明确患者的主要交流方式。进入
正式评估时，打开"认知能力测试与训练仪软件"系统（如图 1-2-2），选择
"认知测试"，进入启蒙知识评估和认知能力评估（如图 1-2-3）界面，然后
选择"启蒙知识评估"。

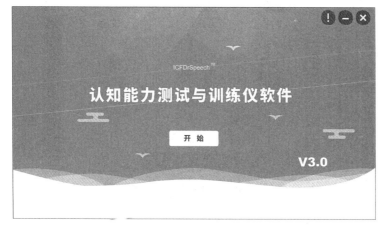

图 1-2-2　认知能力测试与训练仪软件

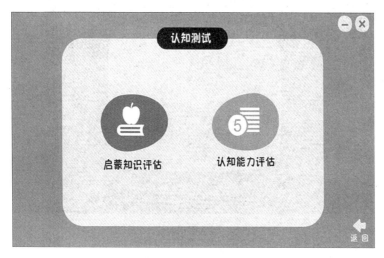

图 1-2-3　认知测试

启蒙知识评估包括颜色、图形、数字、时间、空间、物体的量六部分内容（如图 1-2-4），以考查患者能否正确匹配、指认和命名相关概念。其中颜色和图形的评估采用"指认"和"命名"两种形式（如图 1-2-5），在评估过程中只要有一种形式正确，即可获得 1 分。数字、时间、空间、物体的量这四部分的评估主要采用"选择"和"填空"的形式，正确得 1 分，错误为 0 分。

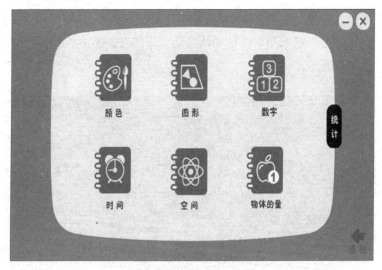

图 1-2-4　启蒙知识评估内容

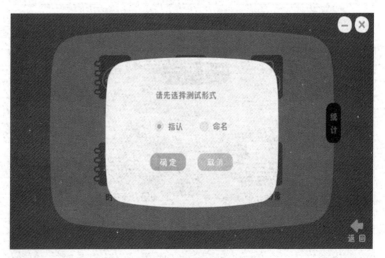

图 1-2-5　颜色和图形的评估形式

　　启蒙知识评估完成之后，点击"统计"按钮即可查看启蒙知识评估结果（如图1-2-6）；点击"导出"按钮，就可以将评估结果以表格的形式导出，并计入认知功能精准评估——启蒙知识评估表（见表1-2-2）中。

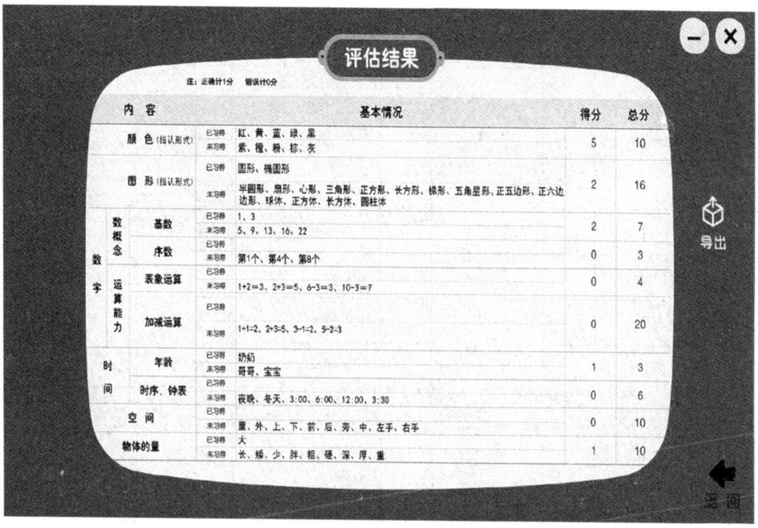

图 1-2-6　启蒙知识评估结果

表 1-2-2　认知功能精准评估——启蒙知识评估表

颜色	计分	图形	计分	图形	计分	时间	计分	空间	计分	物体的量	计分
红		圆形		正五边形		奶奶		里		大	
黄		椭圆形		正六边形		哥哥		外		长	
蓝		半圆形		球体		宝宝		上		矮	
绿		扇形		正方体		夜晚		下		少	
黑		心形		长方体		冬天		前		胖	
紫		三角形		圆柱体		3点		后		粗	
橙		正方形				6点		旁		硬	
粉		长方形				12点		中		深	
棕		梯形				3点半		左手		厚	
灰		五角星形						右手		重	

续表

数字认知						
数概念	基数	1	3	5	9	13
		16	22			
	序数	第1个	第4个	第8个		
运算能力	表象运算	1+2=	2+3=	6-3=	10-3=	
	加减运算	1+1=	1+2=	2+3=	4+1=	3+3=
		2+4=	7+3=	4+5=	3+9=	6+8=
		9+7=	5+9=	2-1=	3-1=	4-3=
		5-2=	8-2=	9-4=	10-7=	10-3=

计分					
颜色认知	图形认知	数字认知	时间认知	空间认知	物体的量
发育水平	发育水平	发育水平	发育水平	发育水平	发育水平
结果分析与建议					

注：每题答对为1分，答错为0分。

2. 认知能力评估

认知能力评估主要是对患者的注意力、观察力、记忆力、推理能力和分类能力等五方面的能力进行评估。首次评估前，要将患者基本信息填写完整，明确患者的主要交流方式。进入正式评估时，打开"认知能力测试与训练仪软件"系统（如图1-2-2），选择"认知测试"，进入启蒙知识评估和认知能力评估（如图1-2-3）界面，然后选择"认知能力评估"，进入认知能力评估界面（如图1-2-7），获得认知能力评估内容。认知能力的评估主要包括空间次序、动作序列、目标辨认、图形推理、逻辑类比五方面的内容。

图 1-2-7　认知能力评估内容

（1）空间次序

空间次序主要考查患者对空间排列物体的记忆能力，同时也考查其注意力和观察力[1]。

测验要求：患者按特定的位置排列常见的水果图片。通过变换物体空间次序排列的数量及位置来不断增加题目难度（如图 1-2-8）。

（2）动作序列

动作序列主要考查患者对动作排列次序的注意力、观察力和记忆力。

测验要求：患者辨别不同的手势，并且按照呈现的先后顺序进行排列。通过变换动作排列的数量及复杂程度来增加难度（如图 1-2-9）。

---

[1]　杜晓新 . 特殊儿童认知能力训练的原理与方法 [M]. 上海：华东师范大学出版社，2012：8.

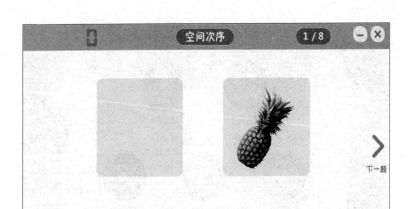

图 1-2-8　空间次序评估

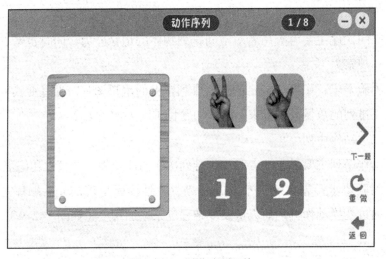

图 1-2-9　动作序列评估

（3）目标辨认

目标辨认主要考查患者整合片断信息的能力，测试患者对事物、人物等的辨认能力，以及观察力和分析比较能力[①]。

测验要求：患者通过人或物的一种或几种显著特征来辨别目标事物（如图 1-2-10）。

———————

① 杜晓新，黄昭鸣. 教育康复学导论 [M]. 北京：北京大学出版社，2018：110-111.

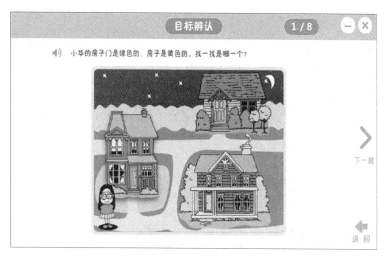

图 1-2-10 目标辨认评估

（4）图形推理

图形推理主要测试患者依据各类图形关系进行逻辑推理的能力。

测验要求：患者根据图形排列的规律，补全图中所缺的图形（如图 1-2-11）。

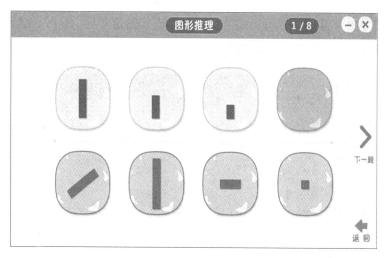

图 1-2-11 图形推理评估

（5）逻辑类比

主要测试患者依据数字、符号及事件之间的逻辑关系进行类比的能力[1]。

测验要求：患者根据已有的一组事物的逻辑关系，来推理出全新的一组事物（如图 1-2-12）。

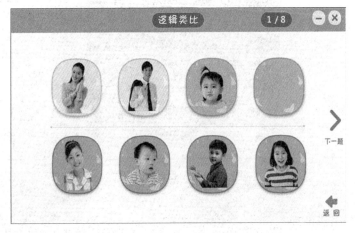

图 1-2-12 逻辑类比评估

以上每项评估内容，包括 1 道例题和 8 道测试题目，只记测试题目的得分，总分 8 分，结果分为"正常"和"迟缓"两个水平。完成认知能力评估之后，点击"统计"按钮即可查看认知能力评估结果（如图 1-2-13），点击"导出"按钮，就可以将评估结果以表格的形式导出，并计入认知功能精准评估——认知能力评估表（见表 1-2-3）中。

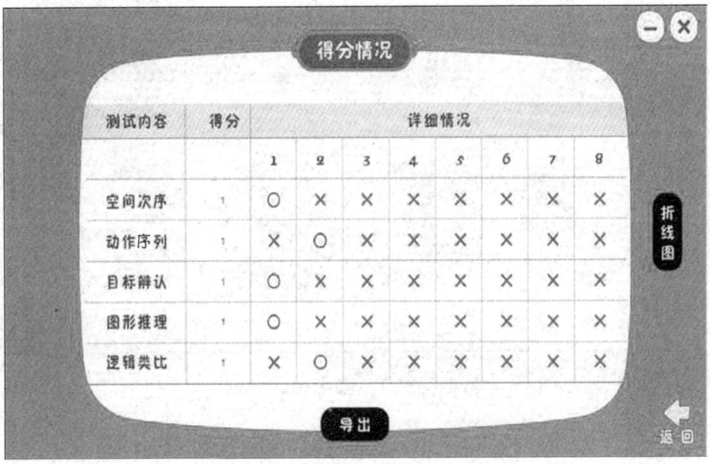

测试内容	得分	详细情况							
		1	2	3	4	5	6	7	8
空间次序	1	○	×	×	×	×	×	×	×
动作序列	1	×	○	×	×	×	×	×	×
目标辨认	1	○	×	×	×	×	×	×	×
图形推理	1	○	×	×	×	×	×	×	×
逻辑类比	1	×	○	×	×	×	×	×	×

得分情况

导出

图 1-2-13 认知能力评估结果

① 杜晓新，黄昭鸣.教育康复学导论 [M].北京：北京大学出版社，2018：111.

表 1-2-3 认知功能精准评估——认知能力评估表

测试项目	答题情况								总分	发育水平
空间次序	用于评估在继时性加工中对图片出现位置的短时记忆能力，同时也考查注意力、观察力。									
题目	1	2	3	4	5	6	7	8		
得分										
动作序列	用于评价在继时性加工中对动作排列次序的短时记忆能力，同时也考查注意力、观察力。									
题目	1	2	3	4	5	6	7	8		
得分										
目标辨认	用于评价在同时性加工中对事物、人物、空间关系的观察力、辨认能力及语言理解能力。									
题目	1	2	3	4	5	6	7	8		
得分										
图形推理	用于评价在同时性加工中依据图形所蕴含的关系进行分析、比较、逻辑推理的能力。									
题目	1	2	3	4	5	6	7	8		
得分										
逻辑类比	用于评价在同时性加工中依据数字、符号及与事物之间逻辑关系进行类比推理的能力。									
题目	1	2	3	4	5	6	7	8		
得分										
发育水平	注意力		记忆力		观察力		分类能力		推理能力	
结果分析与建议										

注：每题答对为 1 分，答错为 0 分。

3. ICF 认知功能评估

当启蒙知识评估和认知能力评估完成之后，我们要将评估结果填到对应的 ICF 认知功能评估表中，具体参见 ICF 认知功能评估表（见表 1-2-4）。

表 1-2-4 ICF 认知功能评估表

身体功能（即人体系统的生理功能损伤程度）			无损伤	轻度损伤	中度损伤	重度损伤	完全损伤	未特指	不适用
			0	1	2	3	4	8	9
b1561	视觉	颜色	☐	☐	☐	☐	☐	☐	☐
		图形	☐	☐	☐	☐	☐	☐	☐
		数字	☐	☐	☐	☐	☐	☐	☐
		时间	☐	☐	☐	☐	☐	☐	☐
		空间	☐	☐	☐	☐	☐	☐	☐
		物体的量	☐	☐	☐	☐	☐	☐	☐
	涉及辨别形状、大小、颜色和其他视觉刺激的精神功能。									
	信息来源：☐ 病史 ☐ 问卷调查 ☐ 临床检查 ☐ 医技检查									
	问题描述：									
			0	1	2	3	4	8	9
b163	基础认知功能	图形推理	☐	☐	☐	☐	☐	☐	☐
	涉及获取物体、事件和经历的启蒙知识的精神功能，组织及应用那些需要心理活动的任务和启蒙知识。包括：认知发展的功能、推理功能。不包括：高水平认知功能。									
	信息来源：☐ 病史 ☐ 问卷调查 ☐ 临床检查 ☐ 医技检查									
	问题描述：									
			0	1	2	3	4	8	9
b1400	保持注意力	空间次序	☐	☐	☐	☐	☐	☐	☐
	在要求的时间段内将注意力集中的精神功能。									
	信息来源：☐ 病史 ☐ 问卷调查 ☐ 临床检查 ☐ 医技检查									
	问题描述：									
			0	1	2	3	4	8	9
b1440	短时记忆力	动作序列	☐	☐	☐	☐	☐	☐	☐
	产生大约可存储30秒的一种瞬间、可被中断的记忆的精神功能，如果不能巩固进入长时记忆，信息就会被遗忘。									
	信息来源：☐ 病史 ☐ 问卷调查 ☐ 临床检查 ☐ 医技检查									
	问题描述：									

续表

身体功能（即人体系统的生理功能损伤程度）			无损伤	轻度损伤	中度损伤	重度损伤	完全损伤	未特指	不适用
			0	1	2	3	4	8	9
b1441	长时记忆	逻辑类比	☐	☐	☐	☐	☐	☐	☐
	产生一种记忆系统的精神功能，它可以把来自短时记忆以及对过去事件的情景性记忆和对语言及事实的语义性记忆信息长时间存储。								
	信息来源：☐ 病史 ☐ 问卷调查 ☐ 临床检查 ☐ 医技检查								
	问题描述：								
			0	1	2	3	4	8	9
b1565	视觉空间觉	目标辨认	☐	☐	☐	☐	☐	☐	☐
	涉及通过观察物体在环境中或与自身的相对位置从而作出辨别的精神功能。								
	信息来源：☐ 病史 ☐ 问卷调查 ☐ 临床检查 ☐ 医技检查								
	问题描述：								

（四）制订认知治疗计划

基于 ICF 的认知评估条目，提出针对各个认知功能的康复训练内容，并由言语治疗师或特教教师根据患者的认知情况制订针对性的治疗计划。

当言语治疗师或特教教师通过认知功能评估了解患者的认知功能现状以及 ICF 损伤程度之后，要根据评估结果制订针对性的治疗计划，下面以"b1561 视觉"为例，介绍如何制订治疗计划（见表 1-2-5）。若患者在"b1561 视觉"中颜色认知的损伤程度为 2 级中度损伤，目前只能指认和命名红、黄两种日常生活中的常见颜色，那么我们可以从最基础的颜色指认和命名开始训练。

根据患者的能力及其与家属的期望为患者设立目标值，每次康复后都将康复效果与目标值进行比对，查看是否达到训练目标。当患者完成一次康复或一个阶段的康复时，以身体功能的损伤程度作为最终值，同时与目标值进行比对，查看是否达到前期的训练目标，制订进行下一阶段或家庭康复的训练计划。

表 1-2-5 ICF 的认知治疗计划表（颜色）

治疗任务		治疗方法	康复医师	护士	物理治疗师	作业治疗师	言语治疗师	心理工作者	特教教师	初始值	目标值	最终值
b1561 视觉	颜色	指认常见颜色训练 命名常见颜色训练					√			2	1	1

（五）康复治疗实施与监控

由言语治疗师或特教教师根据制订的治疗计划进行认知康复治疗，并监控患者的短期目标完成情况及实时康复效果。

认知康复治疗共分为三个阶段，这三个阶段循序渐进，难度逐渐增加，分别是：

① 感知功能的康复治疗及实时监控；

② 启蒙知识的康复治疗及实时监控；

③ 认知能力的康复治疗及实时监控。

在认知康复治疗的实施过程中，要做好患者的康复效果的实时监控和短期目标监控，实时了解康复情况，确保认知康复效果。

（六）认知疗效评价

经过阶段性的康复训练（一个月或三个月）后，由言语治疗师或特教教师为患者进行阶段性评估，了解其是否达到康复目标，并及时调整康复计划。

对患者开展认知康复治疗数周后，再次使用治疗前所选择的类目及其评估指标对患者的认知功能水平进行评估，并将评估结果转化为限定值填入 ICF 认知疗效评价表（见表 1-2-6）中。从表中可观察到各评估指标的结果是否已经得到有效改善和提升，即可验证所制订的康复治疗方案和计划的有效性，如果其中有部分指标未达到治疗计划所设定的目标值，表明下一阶段应在本阶段的基础上对康复治疗方案和计划进行调整，以进一步提高患者的能力。利用疗效评价表可以明确、量化地监控治疗效果，并为后续康复治疗提供参考和依据。

表 1-2-6 ICF 认知疗效评价表

ICF 类目组合		初期评估					目标值	中期评估（康复__周）						目标达成	末期评估（康复__周）						目标达成
		ICF 限定值						干预	ICF 限定值						干预	ICF 限定值					
		问题							问题							问题					
		0	1	2	3	4			0	1	2	3	4			0	1	2	3	4	
b1561 视觉	颜色																				
	图形																				
	数字																				
	时间																				
	空间																				
	物体的量																				
b163 基础认知功能	图形推理																				
b1400 保持注意力	空间次序																				
b1440 短时记忆力	动作序列																				
b1441 长时记忆	逻辑类比																				
b1565 视觉空间觉	目标辨认																				

上文对基于 ICF 的认知康复治疗规范化流程的六个步骤做了简单介绍，这六个步骤之间是紧密结合的，在不断的循环过程中帮助患者实现认知功能的改善与提高。

二、康复团队和康复形式简介

（一）个别化康复

个别化康复是指为有认知障碍的患者制订的适应其认知发展需要的康复治疗形式。采用个别化康复时，患者的认知障碍程度一般是中至重度。患者的认知问题存在显著的个体差异，不仅表现为个体间的差异，而且表现为个体内的差异。因此，对患者进行认知康复治疗时，不仅要遵循他们的认知发展规律，而且还要特别注意他们的个体差异，对其实施个别化的康复治疗（如图 1-2-14）。

在个别化康复中，康复人员、患者及康复资源的配备主要包括：1 名中级康复师，1 名中重度认知障碍患者 1 台全功能主设备。

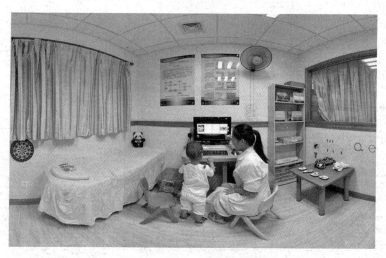

图 1-2-14　个别化康复

（二）小组康复

小组康复是指由几名康复师为几名认知障碍者制定适应其认知发展需要的康复训练形式。在小组康复中，患者为数名，其障碍程度为中度。虽然对患者的康复治疗内容相同，但因患者之间存在个体间的差异，所以在配备康复师时最好是与患者相匹配。

小组康复的人员组成、康复团队组成及各自任务具体如下（如图1-2-15）：

小组康复人员由1名中级康复师，数名初级康复师，数名中度认知障碍的患者组成。

康复团队主要由1名中级（或高级）康复师、1名初级康复师、3—4名（与小组患者人数相同）实习生（或新手康复师）、3—4名（与小组患者人数相同）家长以及1名引导员组成。

中级康复师负责精准评估、制订认知治疗计划，并进行认知疗效评价；初级康复师负责指导实习生（或新手康复师）实施康复训练，并进行康复短期目标监控；实习生（或新手康复师）实际实施康复训练，并进行实时监控；引导员负责引导家长和患者根据治疗安排进入相应的训练康复室。

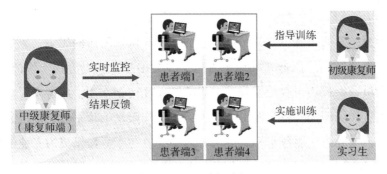

图 1-2-15 小组康复

（三）团体康复

团体康复是指在医院、康复机构或学校中，由康复师或特教教师在课堂上，对患者进行有目的、有组织、有计划的康复训练。团体康复训练的特点在于形式上的"团体性"，在同一时间对一群有相似认知障碍的患者实施教学，无论是在效率上还是在效果上都具有极大的优越性。团体康复可以为患者提供模仿和相互交流、学习的机会；在认知康复治疗的同时，团体训练可以增加患者之间的互动，促进他们的社会性发展。团体康复的人员组成：1名初级康复师，数名家长，数名轻度认知障碍患者。

（四）家庭康复

　　家庭康复是指在康复机构的康复师、特教教师或专家远程指导下，由家长在家庭中对患者进行认知康复训练。家庭康复训练包含计划、实施、评估全过程，同时也要遵循 ICF 的认知康复治疗规范化流程的六个步骤，这样才能有效地提高家庭康复训练的质量。家庭康复是以家庭为中心、由父母作为主导的康复训练模式，对患者的康复训练更有针对性，在家庭中对患者进行认知康复训练具有重要的意义，如有利于患者早期认知干预的开展，良好的家庭关系有利于训练的进行，家庭康复训练使训练内容更实用、更有效，家庭康复训练更节约经费等。家庭康复的人员组成如下：1名中级康复师，1 名家长，1 名认知障碍者。

（五）床旁康复

　　床旁康复的对象主要为行动不便而又存在认知障碍的患者，以他们为中心，将康复治疗服务移动至患者身旁进行治疗，安全方便、快捷高效，医护人员或家长均可轻松操作，对患者亦无任何副作用。床旁康复主要发生于患者住院期间，各个医院为增加医护认知康复治疗手段，加快患者康复速度，提升医疗服务水平，以患者为中心，在床旁提供更为专业的治疗技术。（如图 1-2-17）。

　　床旁康复的人员组成：数名康复师，数名家长，数名轻度认知障碍者。

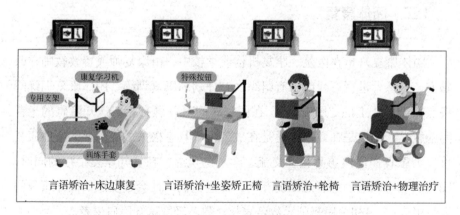

图 1-2-17　床旁康复

认知康复治疗的常用工具

系统、高效的认知功能康复离不开高科技仪器设备的帮助，常见的认知能力评估与训练工具主要包括认知能力评估与康复训练仪软件、感知唤醒软件、综合康复支持（认知能力）软件、认知支持软件、词汇与概念软件和 ICF 转换器等康复工具，恰当的工具可以让康复师教得轻松、让患者学得轻松，取得良好的康复效果 [①]。本节将详细介绍认知康复治疗的常用工具。

一、认知能力测试与训练仪

认知能力测试与训练仪是认知康复治疗的常用工具，具体包括认知能力评估与康复训练仪软件、感知唤醒软件、综合康复支持（认知能力）软件、认知支持软件和词汇与概念软件，可全面应用于认知功能的评估与训练。

（一）认知能力评估与康复训练仪软件

认知能力评估与康复训练仪软件分为认知能力的测试与训练两部分，可同时对启蒙知识与基本认知能力进行测评及针对性训练，适用于认知障碍儿童或成人（如图 1–3–1）。

启蒙知识评估包括：颜色概念、图形概念、数字概念、时间概念、空间概念及物体的量的评估。

---

① 杜晓新，黄昭鸣．教育康复学导论 [M]．北京：北京大学出版社，2018．109．

认知能力评估包括：空间次序、动作序列、目标辨认、图形推理、逻辑类比等 5 项评估内容，主要对患者的注意力、观察力、记忆力、推理能力及分类能力进行评估[①]。

该设备还包括 8 项认知训练内容，主要有注意力、观察力、记忆力、数字认知、图形认知、序列认知、异类鉴别、同类匹配。认知能力测试与训练仪是目前应用较为广泛的认知康复仪器之一，也是国家药监局推荐的认知康复设备之一。

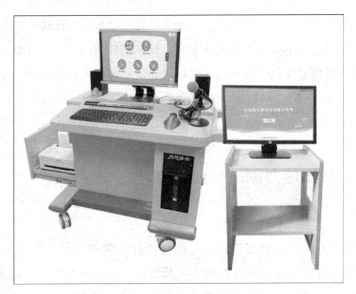

图 1-3-1   认知能力评估与康复训练仪

（二）感知唤醒软件

感知唤醒软件包括沟通唤醒和视线追踪两部分，强调视听注意在患者认知干预早期的重要作用[②]（如图 1-3-2）。从视听感知出发，注重视线追踪能力的培养，是发育迟缓儿童、孤独症患者社交沟通能力提高的起点。其中沟通唤醒采用不同形式的动态画面，比如线条画、卡通画的不断变

---

① 杜晓新，王小慧.《上海市区 6 至 9 岁儿童五项认知能力团体测验量表》编制报告 [J]. 心理科学，2001（3）：348-349.
② 杜晓新，黄昭鸣. 教育康复学导论 [M]. 北京：北京大学出版社，2018：116-117.

换，并配合不同类型的背景音乐，吸引患者本能地进行视听注意并进行恰当反应；视觉追踪板块通过学一学和玩一玩两种训练方法，帮助患者掌握注视、追视和视线追踪（如图 1-3-3）。"学一学"通过指导语的提示，以及卡通动画的视觉刺激，帮助患者初步掌握注视、追视和视线追踪。"玩一玩"分为简单、普通和挑战三种难度等级，康复师可根据具体情况选择最适合患者的一项进行训练。

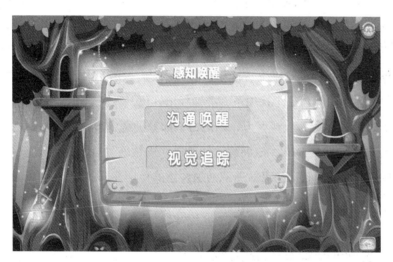

图 1-3-2　感知唤醒软件

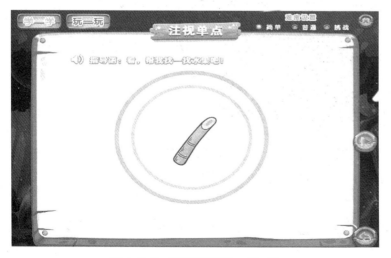

图 1-3-3　感知唤醒软件—学一学

（三）综合康复支持（认知能力）软件

综合康复支持（认知能力）软件包含"启蒙知识训练"和"基本认知能力训练"两部分，该训练软件采用游戏的形式，帮助患者进行基本的认知康复。其中启蒙知识训练涉及颜色、图形、数字、时间、空间、物体的量六大部分内容，以"认识颜色"中的"认识红色"为例（如图 1-3-4），课件通过"配一配""认一认""找一找"和"玩一玩"四种练习形式，帮助患者能够正确指认和命名红色。"配一配"是帮助患者练习颜色的配对，较为简单，容易操作；"认一认"以学习的形式，帮助患者习得红色；"找一找"要求患者能够在有干扰项的情况下正确指认红色；"玩一玩"要求患者能够在多个不同类别、不同颜色的干扰项下，准确找出红色，巩固习得效果。基本认知能力训练涉及注意力、观察力、记忆力三部分训练内容，以"注意稳定性"课件为例（如图 1-3-5），该训练软件通过"找颜色""找图形""找数字"等类似的视听游戏，提高患者视听双通道注意的稳定性。

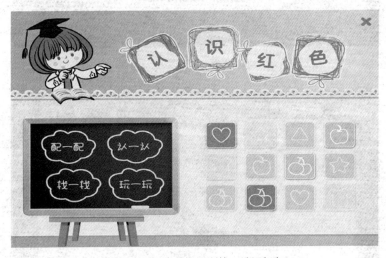

图 1-3-4　启蒙知识训练—认识红色

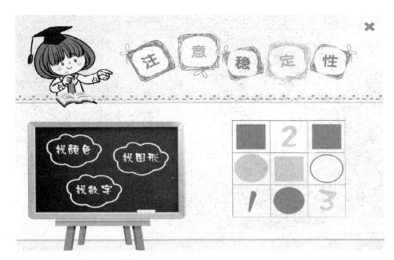

图 1-3-5 基本认知能力训练—注意稳定性

（四）认知支持软件

认知支持软件主要是对患者的基本认知能力进行训练，包括注意力训练、记忆力训练及观察力训练三个部分（如图 1-3-6）。其中，注意力训练主要从注意广度、注意稳定性、注意转移和注意分配等方面，进行游戏化、多样性的训练操作（如图 1-3-7）；记忆力训练从记忆的内容出发，分为形象记忆、情绪记忆、逻辑记忆和动作记忆，帮助患者记忆生活中的不同内容；观察力训练为患者提供不同的观察方法，比如特征观察法、顺序观察法、视觉分割法，让患者熟悉和掌握不同的观察方法，提高观察能力[1]。总之，在认知支持软件中，每个部分的训练都从不同的角度并结合不同的方法，以灵活有趣的方式提升患者的初级认知能力。

---

① 杜晓新，黄昭鸣 . 教育康复学导论 [M]. 北京：北京大学出版社，2018：120-122.

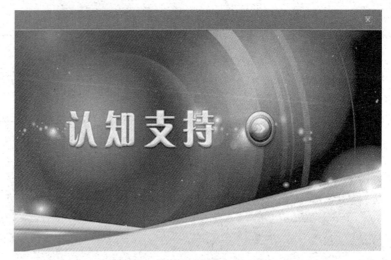

图 1-3-6　认知支持软件

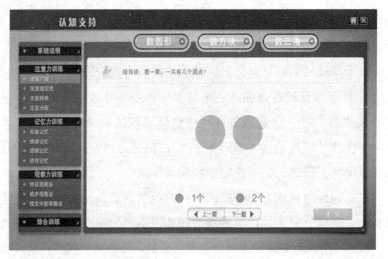

图 1-3-7　认知支持—注意力训练

（五）词汇与概念软件

　　词汇与概念软件通过生动有趣的情境，在游戏中学习数量、方位、时间等概念词汇，丰富语言词汇（如图 1-3-8）。以"空间"训练为例，通过呈现生动形象的卡通界面，采用"选一选"和"画一画"两种游戏形式；"选一选"是让患者根据指导语的提示选择不同空间方位的目标物体，比如篮子外面的苹果、盘子外面的桃子等；"画一画"是让患者根据指导语提示，将位于不同空间方位的目标物涂色，两种游戏简单而有趣，让患者能够在"玩"的同时掌握不同的空间概念，丰富其启蒙知识（如图 1-3-9）。

图 1-3-8 词汇与概念软件

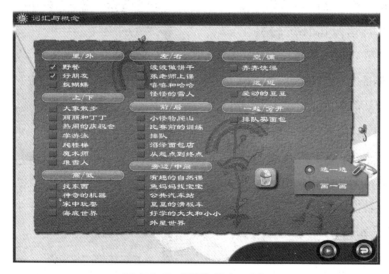

图 1-3-9 词汇与概念—空间

二、ICF 转换器

ICF（国际功能、残疾、健康分类）分类系统提供了能统一和标准地反映所有与人体健康有关的功能和失能的状态分类，作为一个重要的健康指标，广泛应用于卫生、预防、教育、经济、社会政策等方面。ICF 分类系统可用于认知康复治疗，将认知及言语康复设备中测得的精准认知评估结果转化为 ICF 功能损伤限定值，此过程需要 ICF 转换器。

ICF 转换器基于 ICF 核心分类组合，将言语功能测量评估的结果进行标准化，对言语嗓音、构音、语音、儿童语言、成人语言、认知等模块的定量测量及评估结果进行标准化等级转换，确定患者的言语、语言、认知等功能损伤程度，并提供相关功能损伤的具体情况描述（见表 1-3-1）。

为方便评估者将患者的认知评估情况与 ICF 的认知损伤程度进行匹配，目前通过 ICF 转换器，评估者可以将患者的评估得分输入 ICF 言语障碍评定转换工具，即可获知该患者目前的认知功能是否存在损伤，损伤的程度及简单的认知情况描述（如图 1-3-10）。

本书中，ICF 转换器主要用于对认知功能损伤进行标准化等级转换，基于 ICF 核心分类组合 b1561 视觉、b163 基础认知功能、b1440 短时记忆力、b1441 长时记忆、b1565 视觉空间觉的各项功能进行损伤程度的判定，以及功能损伤的具体问题描述。

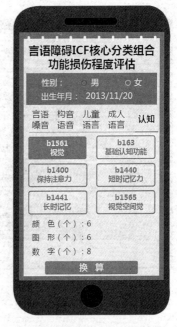

图 1-3-10 ICF 转换器
认知功能测量（定量）→ICF 功能损伤程度

表 1-3-1 ICF 转换原理

领域	内容	测量参数	身体功能	无损伤	轻度损伤	中度损伤	重度损伤	完全损伤
				0	1	2	3	4
认知 7岁	启蒙知识	颜色认知	b1561 视觉感知	10	8-9	6-7	1-5	0
		......	......			......		
	分类与推理	图形推理	b163 基础认知功能	7-8	6-6	4-5	1-3	0
	注意力	空间次序	b1400 保持注意力	7-8	6	4-5	1-3	0
	记忆力	动作序列	b1440 短时记忆力	8	7	5-6	1-4	0
		逻辑类比	b1441 长时记忆	7-8	6	4-5	1-3	0
认知 7岁	观察力	目标辨认	b1565 视觉空间觉	8	7	5-6	1-4	0

第二章

2

ICF 框架下的认知功能评估

认知康复训练建立在认知功能评估的基础上，精准的认知功能评估有助于患者康复训练的顺利开展。同时，认知功能评估是一项系统性、专业化的活动，因此认知功能康复训练需要科学系统的评估步骤和流程。本章将详细介绍 ICF 框架下的认知功能评估程序，具体包括如何规范地开展认知功能的精准评估、如何正确地填写 ICF 认知功能评估表以及如何科学地制订儿童认知康复治疗计划等内容，从而使认知功能的临床评估能够顺利开展。

认知功能的精准评估

认知功能的精准评估是 ICF 框架下认知功能评估的首要步骤，能够为后续确定认知功能损伤等级以及制订认知治疗计划奠定基础。认知功能精准评估的主要内容涉及掌握患者基本信息，开展启蒙知识和认知能力精准评估等。本节将会详细介绍认知功能精准评估的步骤与方法，同时借助案例示范进行补充说明。

一、患者基本信息

在对患者进行认知功能的精准评估时，先收集他们的基本信息。基本信息主要包括：姓名、性别、出生日期、出生时情况、医疗机构的检查者、障碍类型、交流方式、听力状况、口部触觉感知状况等等。以上信息可以通过对家长或教师进行访谈或问卷调查获得。特别需要注意的是，上述信息只作为训练或研究的资料，对其他无关人员应严格保密。为方便统计患者信息，可把相关信息制作成表格（见表 2-1-1），并提供一个基本信息填写示例（见表 2-1-2）。

表 2-1-1　患者基本信息表

```
┌─────────────────────────────────────────────────────────┐
│        医院、康复机构、特殊教育学校、资源中心               │
│                  患者基本信息                             │
│  姓　名：_____　出生日期：_____　性　别：□男 □女    │
│  检查者：_____　首评日期：_____　编　号：_____    │
│  类　型：□ 智障_____ □ 听障_____ □ 脑瘫_____ □ 孤独症_____ □ 发育迟缓_____ │
│          □ 失语症_____ □ 神经性言语障碍（构音障碍）_____ │
│          □ 言语失用症_____ □ 其他_____       │
│  主要交流方式：□ 口语 □ 图片 □ 肢体动作 □ 基本无交流      │
│  听力状况：□ 正常 □ 异常 听力设备：□ 人工耳蜗 □ 助听器 补偿效果____ │
│  进食状况：_____           │
│  言语、语言、认知状况：_____    │
│  口部触觉感知状况：_____    │
└─────────────────────────────────────────────────────────┘
```

表 2-1-2　患者基本信息表示例

```
┌─────────────────────────────────────────────────────────┐
│        医院、康复机构、特殊教育学校、资源中心               │
│                  患者基本信息                             │
│  姓　名：_刘某某_　出生日期：_2013.11.20_　性　别：☑男 □女 │
│  检查者：_丁某某_　首评日期：_2018.12.16_　编　号：__001__ │
│  类　型：□ 智障_____ □ 听障_____ □ 脑瘫_____ □ 孤独症_____ ☑ 发育迟缓_____ │
│          □ 失语症_____ □ 神经性言语障碍（构音障碍）_____ │
│          □ 言语失用症_____ □ 其他_____       │
│  主要交流方式：☑ 口语 □ 图片 □ 肢体动作 □ 基本无交流      │
│  听力状况：☑ 正常 □ 异常 听力设备：□ 人工耳蜗 □ 助听器 补偿效果____ │
│  进食状况：_无明显异常_                                    │
│  言语、语言、认知状况：_言语构音能力发展正常；语言能力发展尚可，日常以口语交流_ │
│  _方式为主；认知能力发展滞后，发育迟缓_                     │
│  口部触觉感知状况：_无明显异常_                            │
└─────────────────────────────────────────────────────────┘
```

二、认知功能精准评估

　　认知功能精准评估包括启蒙知识精准评估和认知能力精准评估两部分。对患者启蒙知识精准评估和认知能力精准评估的工具是认知能力评估与康复训练仪软件，对患者评估后可直接生成该患者的结果记录表；得分记录情况为正确记 1 分，错误记 0 分；发育水平记录情况为正常和迟缓两种。

（一）启蒙知识精准评估

启蒙知识精准评估主要包括对患者的颜色、图形、数字、时间、空间及物体的量等概念进行评估，了解患者对这些基础性概念的掌握情况，为后面康复治疗方案的制定提供依据。下面具体展示启蒙知识精准评估表（见表 2-1-3）及结果记录示例（见表 2-1-4）。

表 2-1-3　启蒙知识精准评估表

颜色	计分	图形	计分	图形	计分	时间	计分	空间	计分	物体的量	计分
红		圆形		正五边形		奶奶		里		大	
黄		椭圆形		正六边形		哥哥		外		长	
蓝		半圆形		球体		宝宝		上		矮	
绿		扇形		正方体		夜晚		下		少	
黑		心形		长方体		冬天		前		胖	
紫		三角形		圆柱体		3 点		后		粗	
橙		正方形				6 点		旁		硬	
粉		长方形				12 点		中		深	
棕		梯形				3 点半		左手		厚	
灰		五角星形						右手		重	

数字认知						
数概念	基数	1	3	5	9	13
		16	22			
	序数	第 1 个	第 4 个	第 8 个		
运算能力	表象运算	1+2=	2+3=	6-3=	10-3=	
	加减运算	1+1=	1+2=	2+3=	4+1=	3+3=
		2+4=	7+3=	4+5=	3+9=	6+8=
		9+7=	5+9=	2-1=	3-1=	4-3=
		5-2=	8-2=	9-4=	10-7=	10-3=

计分					
颜色认知	图形认知	数字认知	时间认知	空间认知	物体的量
发育水平	发育水平	发育水平	发育水平	发育水平	发育水平

续表

结果分析与建议	

注：每题答对为1分，答错为0分。

表2-1-4　启蒙知识精准评估表示例

颜色	计分	图形	计分	图形	计分	时间	计分	空间	计分	物体的量	计分
红	1	圆形	1	正五边形	0	奶奶	1	里	1	大	1
黄	1	椭圆形	1	正六边形	0	哥哥	0	外	1	长	1
蓝	1	半圆形	1	球体	0	宝宝	1	上	1	矮	0
绿	1	扇形	1	正方体	0	夜晚	1	下	0	少	1
黑	1	心形	1	长方体	0	冬天	1	前	0	胖	0
紫	1	三角形	1	圆柱体	0	3点	0	后	0	粗	1
橙	0	正方形	0			6点	0	旁	0	硬	0
粉	0	长方形	0			12点	0	中	0	深	0
棕	0	梯形	0			3点半	0	左手	0	厚	0
灰	0	五角星形	0					右手	1	重	1

数字认知											
数概念	基数	1	1	3	1	5	1	9	1	13	1
		16	1	22	0						
	序数	第1个	1	第4个	0	第8个	0				
运算能力	表象运算	1+2=	0	2+3=	0	6-3=	0	10-3=	0		
	加减运算	1+1=	1	1+2=	0	2+3=	0	4+1=	0	3+3=	0
		2+4=	0	7+3=	0	4+5=	0	3+9=	0	6+8=	0
		9+7=	0	5+9=	0	2-1=	0	3-1=	0	4-3=	0
		5-2=	0	8-2=	0	9-4=	0	10-7=	0	10-3=	0

计分											
颜色认知	6	图形认知	6	数字认知	8	时间认知	4	空间认知	4	物体的量	6
发育水平	迟缓	发育水平	迟缓	发育水平	迟缓	发育水平	迟缓	发育水平	迟缓	发育水平	迟缓

结果分析与建议	1. 颜色认知建议通过配色训练方法、指色训练方法和颜色命名的训练方法，循序渐进地进行颜色认知训练；建议使用康复云【康复课件】→【认知康复】→【启蒙知识训练】→【认识颜色】进行学习。 2. 图形认知建议通过图形匹配训练方法、指认图形训练方法和图形命名的训练方法，循序渐进地进行图形认知训练；此外，还可以利用积木、雪花片、磁力片等玩教具，进行图形涂色、图形分类、比较图形、图形组合等训练，全面提升图形认知能力；建议使用康复云【康复课件】→【认知康复】→【启蒙知识训练】→【建立数概念】进行学习。 3. 数字认知建议遵循数概念的发展形成规律，借助生活中常见的积木、串珠、雪花片等玩教具，循序渐进地通过空口数数、点物报数、说出总数和按数取物的方法进行数字训练；建议使用康复云【康复课件】→【认知康复】→【启蒙知识训练】→【建立数概念】进行学习。 4. 时间认知建议借助生活中具体事情或现象作为参考，从周边环境或大自然的变化着手，促进时间概念积极形成；建议使用康复云【康复课件】→【认知康复】→【启蒙知识训练】→【认识时间】进行学习。 5. 空间认知建议将方位语言有目的地渗透在生活中吃、穿、住、行各方面的行为中，反复应用，进行强化和训练；建议使用康复云【康复课件】→【认知康复】→【启蒙知识训练】→【认识方位】进行学习。 6. 感知物品的典型特征进行成组的对比训练，注意与观察力训练相结合；建议使用康复云【康复课件】→【认知康复】→【启蒙知识训练】→【认识物体的量】进行学习。

注：每题答对为 1 分，答错为 0 分。

（二）认知能力精准评估

认知能力精准评估的内容主要包括空间次序、动作序列、目标辨认、图形推理、逻辑类比五部分，主要精准评估患者的注意力、观察力、记忆力、推理能力及分类能力等认知能力。该评估结果可以为患者的认知康复训练方案的制定提供依据。下面具体展示认知能力精准评估表（见表 2-1-5）及结果记录示例（见表 2-1-6）。

表 2-1-5　认知能力精准评估表

测试项目	答题情况								总分	发育水平
空间次序	用于评估在继时性加工中对图片出现位置的短时记忆能力，同时也考查注意力、观察力。									
题目	1	2	3	4	5	6	7	8		
得分										
动作序列	用于评价在继时性加工中对动作排列次序的短时记忆能力，同时也考查注意力、观察力。									

续表

测试项目	答题情况								总分	发育水平
题目	1	2	3	4	5	6	7	8		
得分										
目标辨认	用于评价在同时性加工中对事物、人物、空间关系的观察力、辨认能力及语言理解能力。									
题目	1	2	3	4	5	6	7	8		
得分										
图形推理	用于评价在同时性加工中依据图形所蕴含的关系进行分析、比较、逻辑推理的能力。									
题目	1	2	3	4	5	6	7	8		
得分										
逻辑类比	用于评价在同时性加工中依据数字、符号及事物之间逻辑关系进行类比推理的能力。									
题目	1	2	3	4	5	6	7	8		
得分										
发育水平	注意力		记忆力		观察力		分类能力		推理能力	
结果分析与建议										

* 每题答对为 1 分，答错为 0 分。

表 2-1-6　认知能力精准评估表示例

测试项目	答题情况								总分	发育水平
空间次序	用于评估在继时性加工中对图片出现位置的短时记忆能力，同时也考查注意力、观察力。								1	迟滞
题目	1	2	3	4	5	6	7	8		
得分	1	0	0	0	0	0	0	0		
动作序列	用于评价在继时性加工中对动作排列次序的短时记忆能力，同时也考查注意力、观察力。								0	迟滞
题目	1	2	3	4	5	6	7	8		
得分	0	0	0	0	0	0	0	0		

续表

测试项目	答题情况								总分	发育水平
目标辨认	用于评价在同时性加工中对事物、人物、空间关系的观察力、辨认能力及语言理解能力。								4	迟缓
题目	1	2	3	4	5	6	7	8		
得分	1	1	1	1	0	0	0	0		
图形推理	用于评价在同时性加工中依据图形所蕴含的关系进行分析、比较、逻辑推理的能力。								2	迟缓
题目	1	2	3	4	5	6	7	8		
得分	1	0	1	0	0	0	0	0		
逻辑类比	用于评价在同时性加工中依据数字、符号及与事物之间逻辑关系进行类比推理的能力。								3	迟缓
题目	1	2	3	4	5	6	7	8		
得分	1	1	1	0	0	0	0	0		
发育水平	注意力		记忆力		观察力		分类能力		推理能力	
	迟缓		迟缓		迟缓		迟缓		迟缓	
结果分析与建议	1. 注意力发育迟滞，建议进行注意力训练。首先进行同类匹配训练，再使用注意力训练第 1 级、第 2 级、第 5 级进行视觉注意稳定性训练，然后使用注意力第 2 级、第 4 级进行听觉注意稳定性训练。 2. 观察力发育迟滞，建议进行观察力训练。首先进行异类鉴别第 1 级训练，再逐步根据事物颜色、形状、数量等特征进行观察力第 1 级至第 5 级的训练。 3. 记忆力发育迟滞，建议进行记忆力训练。首先利用记忆力训练开始记忆 1 个事物，小步递进，再记忆 2 个或 3 个以上事物，记忆训练内容要为生活中常用得到的事物，可以从记忆力训练第 1 级到第 2 级逐步训练。 4. 类比能力发育不良，建议进行类比能力训练。首选进行一样或不一样的训练，再进行同类或异类鉴别的训练。建议使用同类匹配第 4 级至第 7 级进行训练。 5. 推理能力发育不良，建议进行推理能力训练。可以借助磁力片、积木等玩教具，以图形为起点，先认识图形，再对图形进行分解与组合，最终发现图形之间的规律，进行图形推理，在此基础上再进行其他推理。									

注：每题答对为 1 分，答错为 0 分。

ICF 认知功能评估表

　　ICF 框架下的认知功能评估主要是对患者的认知能力进行全面而细致的评估，帮助康复师、特教教师和家长全面了解患者的认知发展情况，为后续的康复训练提供训练起点。通过前期对患者进行认知功能精准评估，获得了评估结果，以此为基础可以确定患者认知功能损伤等级，填写 ICF 认知功能评估表，获得患者的认知功能损伤的问题描述及进一步描述，为后续认知康复治疗方案的制定奠定基础。

一、ICF 认知功能评估报告表

　　认知功能精准评估的两个部分（启蒙知识评估、认知能力评估）完成之后，我们要将评估结果填到对应的 ICF 认知功能评估表中。该评估表基于在 ICF 分类编码中所涉及的诸多认知功能的内容，如身体功能中的感觉功能，活动与参与中的基础认知功能、注意力的保持、记忆力、视觉空间觉等内容。

　　该表的右边部分是与身体功能、身体结构受损程度、活动和参与在使用过程中的记录，记录共分为 9 个等级，分别为：0—没有损伤（0%—4%）；1—轻度损伤（5%—24%）；2—中度损伤（25%—49%）；3—重度损伤（50%—95%）；4—完全损伤（96%—100%）；8—未特指（所获得的信息不足以定量问题的严重性）；9—不适用（不适用于没有家庭的患者）。在某些情况下，因为缺少信息或者选择的 ICF 类目不合适而无法对功能、残疾水平以及环境障碍进行评估。此时，可使用编码 8 和 9。下面具体展示 ICF 认知功能评估表（见表 2-2-1）。

表 2-2-1 ICF 认知功能评估表

身体功能（即人体系统的生理功能损伤程度）			无损伤	轻度损伤	中度损伤	重度损伤	完全损伤	未特指	不适用
			0	1	2	3	4	8	9
b1561	视觉	颜色	☐	☐	☐	☐	☐	☐	☐
		图形	☐	☐	☐	☐	☐	☐	☐
		数字	☐	☐	☐	☐	☐	☐	☐
		时间	☐	☐	☐	☐	☐	☐	☐
		空间	☐	☐	☐	☐	☐	☐	☐
		物体的量	☐	☐	☐	☐	☐	☐	☐
	涉及辨别形状、大小、颜色和其他视觉刺激的精神功能。									
	信息来源：☐ 病史 ☐ 问卷调查 ☐ 临床检查 ☐ 医技检查									
	问题描述：									
			0	1	2	3	4	8	9
b163	基础认知功能	图形推理	☐	☐	☐	☐	☐	☐	☐
	涉及获取物体、事件和经历的启蒙知识的精神功能，组织及应用那些需要心理活动的任务和启蒙知识。包括：认知发展的功能、推理功能。不包括：高水平认知功能。									
	信息来源：☐ 病史 ☐ 问卷调查 ☐ 临床检查 ☐ 医技检查									
	问题描述：									
			0	1	2	3	4	8	9
b1400	保持注意力	空间次序	☐	☐	☐	☐	☐	☐	☐
	在要求的时间段内将注意力集中的精神功能。									
	信息来源：☐ 病史 ☐ 问卷调查 ☐ 临床检查 ☐ 医技检查									
	问题描述：									
			0	1	2	3	4	8	9
b1440	短时记忆力	动作序列	☐	☐	☐	☐	☐	☐	☐
	产生大约可存贮 30 秒的一种瞬间、可被中断的记忆的精神功能，如果不能巩固进入长时记忆，信息就会被遗忘。									
	信息来源：☐ 病史 ☐ 问卷调查 ☐ 临床检查 ☐ 医技检查									
	问题描述：									

续表

身体功能（即人体系统的生理功能损伤程度）			无损伤	轻度损伤	中度损伤	重度损伤	完全损伤	未特指	不适用
			0	1	2	3	4	8	9
b1441	长时记忆	逻辑类比	☐	☐	☐	☐	☐	☐	☐
	产生一种记忆系统的精神功能，它可以把来自短时记忆以及对过去事件的情景性记忆和对语言及事实的语义性记忆信息长时间存贮。								
	信息来源：☐ 病史　☐ 问卷调查　☐ 临床检查　☐ 医技检查								
	问题描述：								
			0	1	2	3	4	8	9
b1565	视觉空间觉	目标辨认	☐	☐	☐	☐	☐	☐	☐
	涉及通过观察物体在环境中或与自身的相对位置从而作出辨别的精神功能。								
	信息来源：☐ 病史　☐ 问卷调查　☐ 临床检查　☐ 医技检查								
	问题描述：								

二、ICF 认知功能评估报告表示例

认知功能精准评估的两个部分（启蒙知识评估、认知能力评估）完成之后，我们要将评估结果填到对应的 ICF 认知功能评估表中。以某 5 岁发育迟缓患者为例展示功能评估报告表的填写（见表 2-2-2）。

表 2-2-2　ICF 认知功能评估报告表示例

身体功能（即人体系统的生理功能损伤程度）			无损伤	轻度损伤	中度损伤	重度损伤	完全损伤	未特指	不适用
			0	1	2	3	4	8	9
b1561	视觉	颜色	☐	☒	☐	☐	☐	☐	☐
		图形	☐	☒	☐	☐	☐	☐	☐
		数字	☐	☒	☐	☐	☐	☐	☐
		时间	☐	☒	☐	☐	☐	☐	☐

续表

身体功能（即人体系统的生理功能损伤程度）			无损伤	轻度损伤	中度损伤	重度损伤	完全损伤	未特指	不适用
b1561	视觉	空间	☐	☐	☒	☐	☐	☐	☐
		物体的量	☐	☒	☐	☐	☐	☐	☐
	涉及辨别形状、大小、颜色和其他视觉刺激的精神功能。									
	信息来源：☒ 病史　☐ 问卷调查　☐ 临床检查　☒ 医技检查									

问题描述：

1. 辨别常见颜色的得分为 6↓，相对年龄 3 岁，颜色的视觉感知心智功能存在轻度损伤。

2. 辨别常见图形的得分为 6↓，相对年龄 3 岁，图形的视觉感知心智功能存在轻度损伤。

3. 辨别常见数字的得分为 8↓，相对年龄 4 岁，数字的视觉感知心智功能存在轻度损伤。

4. 辨别常见时间概念的得分为 4↓，相对年龄 3 岁，时间概念的视觉感知心智功能存在轻度损伤。

5. 辨别常见空间概念的得分为 4↓，相对年龄小于 3 岁，空间概念的视觉感知心智功能存在中度损伤。

6. 辨别物体的量的得分为 6↓，相对年龄 4 岁，物体的量的视觉感知心智功能存在轻度损伤。

进一步描述：

1. 颜色认知方面，本阶段至少应习得红、黄、蓝、绿、黑、紫、橙、粉等 8 种颜色，已习得红、黄、蓝、绿、黑、紫 6 种颜色；建议根据一般发展规律进行橙、粉等颜色的命名训练；推荐使用康复云"康复课件"或综合康复支持软件"启蒙知识训练"进行训练。

2. 图形认知方面，本阶段至少应习得圆形、椭圆形、半圆形、扇形、心形、三角形、正方形、长方形、梯形和五角星形等 10 种图形，已习得圆形、椭圆形、半圆形、扇形、心形和三角形 6 种图形；建议根据一般发展规律进行正方形、长方形、梯形和五角星形等图形的命名训练；推荐使用康复云"康复课件"或综合康复支持软件"启蒙知识训练"进行训练。

3. 数字认知方面，本阶段至少应习得 1、3、5、9、13、16、22、第 1 个、第 4 个、第 8 个和 1+2 等 11 种概念，已习得 1、3、5、9、13、16、第 1 个和 1+1=2 等 8 种概念；建议根据一般发展规律进行 22、第 4 个、第 8 个和 1+2 等数字概念的命名训练；推荐使用康复云"康复课件"或综合康复支持软件"启蒙知识训练"进行训练。

4. 时间认知方面，本阶段至少应习得奶奶、哥哥、宝宝、夜晚、冬天、3 点等 6 种时间概念，已习得奶奶、宝宝、冬天和夜晚等 4 种时间概念；建议根据一般发展规律进行夜晚和 3 点等时间概念的命名训练；推荐使用康复云"康复课件"或综合康复支持软件"启蒙知识训练"进行训练。

5. 空间认知方面，本阶段至少应习得里、外、上、下、前、后和旁等 7 种空间概念，已习得里、外、上和右手等 4 种空间概念；建议根据一般发展规律进行下、前、后和旁等空间概念的命名训练；推荐使用康复云"康复课件"或综合康复支持软件"启蒙知识训练"进行训练。

身体功能（即人体系统的生理功能损伤程度）			无损伤	轻度损伤	中度损伤	重度损伤	完全损伤	未特指	不适用
b1561		6. 物体的量方面，本阶段至少应习得大、长、矮、少、胖、粗和硬等 7 种物体的量概念，已习得大、长、少、深、粗和重等 6 种物体的量概念，建议根据一般发展规律进行矮等物体的量概念的命名训练；推荐使用康复云"康复课件"或综合康复支持软件"启蒙知识训练"进行训练。							

			0	1	2	3	4	8	9
b163	基础认知功能	图形推理	☐	☒	☐	☐	☐	☐	☐

涉及获取物体、事件和经历的启蒙知识的精神功能，组织及应用那些需要心理活动的任务和启蒙知识。包括：认知发展的功能、推理功能。不包括：高水平认知功能。

信息来源：☒ 病史 ☐ 问卷调查 ☐ 临床检查 ☒ 医技检查

问题描述：
图形推理的得分为 2 ↓，相对年龄 3—4 岁，基本认知功能存在轻度损伤。
进一步描述：
图形推理方面，本阶段得分至少应为 3 分；建议根据一般发展规律进行数字推理、图形推理、序列推理、同类匹配和异类鉴别训练；推荐使用认知能力测试与训练软件"认知训练"进行训练。

			0	1	2	3	4	8	9
b1400	保持注意力	空间次序	☐	☐	☐	☒	☐	☐	☐

在要求的时间段内将注意力集中的精神功能。

信息来源：☒ 病史 ☐ 问卷调查 ☐ 临床检查 ☒ 医技检查

问题描述：
空间次序的得分为 1 ↓，相对年龄 3 岁以下，注意力功能存在重度损伤。
进一步描述：
空间次序方面，本阶段得分至少应为 4 分；建议根据一般发展规律进行注意稳定、注意广度、注意分配和注意转移训练；推荐使用认知能力测试与训练软件"认知训练"或综合康复支持软件"基本认知训练"或感知唤醒软件"视觉追踪"或认知支持软件"注意力训练"进行训练。

			0	1	2	3	4	8	9
b1440	短时记忆力	动作序列	☐	☐	☐	☐	☒	☐	☐

产生大约可存贮 30 秒的一种瞬间、可被中断的记忆的精神功能，如果不能巩固进入长时记忆，信息就会被遗忘。

信息来源：☒ 病史 ☐ 问卷调查 ☐ 临床检查 ☒ 医技检查

问题描述：
动作序列的得分为 0 ↓，相对年龄 3 岁以下，短时记忆功能存在完全损伤。

续表

身体功能（即人体系统的生理功能损伤程度）		无损伤	轻度损伤	中度损伤	重度损伤	完全损伤	未特指	不适用
b1440	进一步描述： 动作序列方面，本阶段得分至少应为 5 分；建议根据一般发展规律进行短时记忆、内涵记忆和外部特征记忆训练；推荐使用认知能力测试与训练软件"认知训练"进行训练。							
		0	1	2	3	4	8	9
b1441	长时记忆 逻辑类比	☐	☒	☐	☐	☐	☐	☐
	产生一种记忆系统的精神功能，它可以把来自短时记忆以及对过去事件的情景性记忆和对语言及事实的语义性记忆信息长时间存贮。							
	信息来源：☒ 病史 ☐ 问卷调查 ☐ 临床检查 ☒ 医技检查							
	问题描述： 逻辑类比的得分为 3 ↓，相对年龄 3—4 岁，长时记忆功能存在完全损伤。 进一步描述： 逻辑类比方面，本阶段得分至少应为 5 分；建议根据一般发展规律进行形象记忆和运动记忆训练；推荐使用综合康复支持软件"基本认知训练"或认知支持软件"记忆力训练"进行训练。							
		0	1	2	3	4	8	9
b1565	视觉空间觉 目标辨认	☐	☒	☐	☐	☐	☐	☐
	涉及通过观察物体在环境中或与自身的相对位置从而作出辨别的精神功能。							
	信息来源：☒ 病史 ☐ 问卷调查 ☐ 临床检查 ☒ 医技检查							
	问题描述： 目标辨认的得分为 4 ↓，相对年龄 3 岁，视觉空间觉功能存在轻度损伤。 进一步描述： 逻辑类比方面，本阶段得分至少应为 6 分；建议根据一般发展规律进行形象记忆和运动记忆训练；推荐使用综合康复支持软件"基本认知训练"或认知支持软件"观察力训练"认知能力测试与训练软件"认知训练"进行训练。							

PART 3

认知治疗计划的制订

通过前期的认知功能精准评估与确定认知功能损伤等级及填写 ICF 认知功能评估表，我们已经确定了患者的认知功能发展状况。本节将介绍如何根据认知发展现状有针对性地制订认知康复治疗计划，有步骤地改善患者的认知发展能力。

一、认知治疗计划制订

制订认知康复治疗计划需要依据认知功能的评估结果，以此为基础科学、规范地填写 ICF 认知治疗计划表（见表 2-3-1），此表包括治疗任务、治疗方法、计划实施者与监控指标等内容，涵盖了认知功能训练的各个方面。

表 2-3-1　ICF 认知治疗计划表

治疗任务		治疗方法	康复医师	护士	物理治疗师	作业治疗师	言语治疗师	心理工作者	特教教师	初始值	目标值	最终值
b1561 视觉	颜色	□ 指认常见颜色训练 □ 命名常见颜色训练										
	图形	□ 指认常见平面图形与立体图形训练 □ 命名常见平面图形与立体图形训练										

续表

治疗任务		治疗方法	康复医师	护士	物理治疗师	作业治疗师	言语治疗师	心理工作者	特教教师	初始值	目标值	最终值
b1561 视觉	数字	☐ 按物点数 ☐ 按数取物 ☐ 认识基数、序数、相邻数 ☐ 完成简单数字运算										
	时间	☐ 认识时序 ☐ 认识年龄发展规律 ☐ 认识钟表										
	空间	☐ 认识里外、上下、前后、旁边、中间、左右										
	物体的量	☐ 认识大小、长短、胖瘦、高矮、粗细、软硬、多少、轻重、深浅、厚薄										
b163 基础认知功能	基础认知功能	☐ 数字推理训练 ☐ 图形推理训练 ☐ 序列推理训练 ☐ 同类匹配训练 ☐ 异类鉴别训练										
b1400 保持注意力	保持注意力	☐ 注意稳定训练 ☐ 注意广度训练 ☐ 注意分配训练 ☐ 注意转移训练										
b1440 短时记忆力	短时记忆力	☐ 短时记忆训练 ☐ 内涵记忆训练 ☐ 外部特征训练										
b1441 长时记忆	长时记忆	☐ 形象记忆训练 ☐ 运动记忆训练										
b1565 视觉空间觉	视觉空间觉	☐ 顺序观察训练 ☐ 特征观察训练 ☐ 视觉分割训练 ☐ 插图观察										

二、认知治疗计划制订示例

为帮助大家理解认知治疗计划的制订过程，下面呈现一个填写 ICF 认知治疗计划表的示例（见表 2-3-2）。

表 2-3-2　ICF 认知治疗计划表示例

治疗任务		治疗方法	康复医师	护士	物理治疗师	作业治疗师	言语治疗师	心理工作者	特教教师	初始值	目标值	最终值
b1561 视觉	颜色	☐ 指认常见颜色训练 ☒ 命名常见颜色训练										
	图形	☐ 指认常见平面图形 与立体图形训练 ☒ 命名常见平面图形 与立体图形训练										
	数字	☐ 按物点数 ☐ 按数取物 ☒ 认识基数、序数、 相邻数 ☐ 完成简单数字运算										
	时间	☒ 认识时序 ☐ 认识年龄发展规律 ☐ 认识钟表										
	空间	☒ 认识里外、上下、 前后、旁边、中间、 左右										
	物体的量	☒ 认识大小、长短、 胖瘦、高矮、粗细、 软硬、多少、轻重、 深浅、厚薄										
b163 基础认知功能	基础认知功能	☐ 数字推理训练 ☒ 图形推理训练 ☐ 序列推理训练 ☐ 同类匹配训练 ☐ 异类鉴别训练										

续表

治疗任务		治疗方法	康复医师	护士	物理治疗师	作业治疗师	言语治疗师	心理工作者	特教教师	初始值	目标值	最终值
b1400 保持注 意力	保持注 意力	☒ 注意稳定训练 □ 注意广度训练 □ 注意分配训练 □ 注意转移训练										
b1440 短时记 忆力	短时记 忆力	☒ 短时记忆训练 □ 内涵记忆训练 □ 外部特征训练										
b1441 长时 记忆	长时 记忆	☒ 形象记忆训练 □ 运动记忆训练										
b1565 视觉空 间觉	视觉空 间觉	☒ 顺序观察训练 □ 特征观察训练 □ 视觉分割训练 □ 插图观察										

3

ICF 框架下认知治疗及效果监控

ICF 框架下认知功能评估的目的是为患者认知治疗及效果监控做必要准备。在前期制订的认知治疗计划的基础上，本章将详细介绍 ICF 框架下认知治疗及效果监控，主要包括感知功能、启蒙知识、认知能力的康复治疗及实时监控等内容，同时也会详细说明 ICF 认知治疗短期目标监控与 ICF 认知康复疗效评价，保证认知功能训练的科学性与有效性。

感知功能的康复治疗及实时监控

感知功能康复治疗作为启蒙知识与认知能力康复治疗的基础，可以有效地提高患者视觉和听觉的感知能力。本节将主要说明感知功能康复治疗的具体内容，如何正确填写感知功能康复治疗实时监控表，以及感知功能康复的治疗方法。

一、感知功能康复治疗的内容

感知功能康复治疗主要包括"注视""追视""视线追踪"三部分内容（见表 3-1-1）。注视又分为注视单点与注视多点两个部分；追视从视线方向上分为追视垂直方向、追视水平方向、追视斜线方向三个部分；视线追踪分为视线互动、视线追视面对面、视线追踪近距离三个部分。这三部分内容的康复训练目的在于提高患者的共同注意能力，为下阶段的启蒙知识及认知能力的训练奠定基础[①]。

表 3-1-1　感知功能康复治疗的内容

训练类型	主要内容
注视	注视单点、注视多点
追视	追视垂直方向、追视水平方向、追视斜线方向
视线追踪	视线互动、视线追视面对面、视线追踪近距离

---

① 杜晓新，黄昭鸣.教育康复学导论 [M].北京：北京大学出版社，2018：116–117.

二、感知功能康复治疗实时监控

在进行感知功能康复治疗过程中，主要进行注视、追视和视线追踪三种训练类型。在每次训练前，首先勾选本次训练的类型，如训练"追视"，就勾选"追视"，接着要描述患者训练之前的情况；完成训练之后，要进行后测，以便了解患者感知功能的进步状况，监控康复效果（见表3-1-2）。

表 3-1-2　感知功能的康复治疗及实时监控表

日期	类型	内容	正确率 /%	
			训练前描述（如需）	训练结果
	☐ 注视 ☐ 追视 ☐ 视线追踪			
	☐ 注视 ☐ 追视 ☐ 视线追踪			

三、感知功能康复治疗实时监控表示例

对患者的感知功能康复治疗进行实时监控的目的是看康复训练的疗效，以便调整后续的训练计划，更好地提升患者的感知功能。下面展示实时监控表的填写示例，在本示例中，感知功能康复治疗的项目是注视、追视、视线追踪，康复工具运用的是感知唤醒—视觉追踪，具体示例填写见表3-1-3。

表 3-1-3　感知功能康复治疗实时监控表示例

日期	类型	内容	正确率 /%	
			训练前描述（如需）	训练结果
12 月 23 日	☐ 注视 ☑ 追视 ☐ 视线追踪	追视垂直方向 1		100%

续表

日期	类型	内容	正确率 /%	
			训练前描述（如需）	训练结果
12 月 30 日	☐ 注视 ☐ 追视 ☑ 视线追踪	视线互动		100%

四、感知功能康复治疗方法

感知功能康复治疗所使用的设备是感知唤醒软件中的"视觉追踪"板块（如图 3-1-1），通过"学一学"和"玩一玩"两种训练方法，帮助患者提高注视、追视和视线追踪的能力。在"学一学"部分，屏幕上会呈现指导语及卡通动画的视觉刺激，帮助患者初步掌握注视、追视和视线追踪（如图 3-1-2）。"玩一玩"部分主要是在"学一学"基础上，进一步加强对注视、追视和视线追踪的训练。"玩一玩"又分为简单、普通、挑战三种难度等级，康复师可根据患者的情况，选择合适的难度等级进行训练。

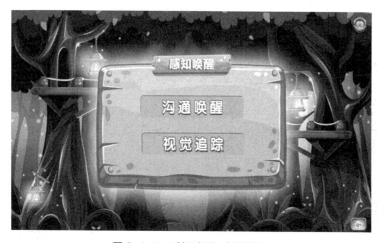

图 3-1-1　感知唤醒—视觉追踪

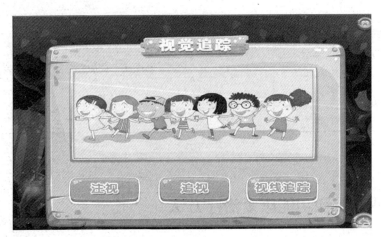

图 3-1-2　视觉追踪内容

下面以"注视"训练为例来讲一下康复训练及监控过程。

第一步，在感知唤醒软件中的感知唤醒界面，点击"视觉追踪"进入视觉追踪界面，下面有注视、追视、视线追踪三部分内容。

第二步，点击注视，按照训练内容的难易程度分为三项：注意单点、注视多点 1 与注视多点 2（如图 3-1-3）。

第三步，通过"注视"板块中的"学一学"和"玩一玩"两种训练方法，帮助患者掌握注视。"学一学"通过指导语的提示，以及卡通动画的视觉刺激，诱导患者注视单个出现的刺激，训练注视的能力（如图 3-1-4）。

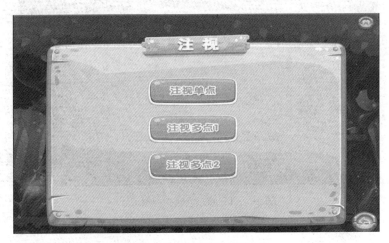

图 3-1-3　注视训练主要内容

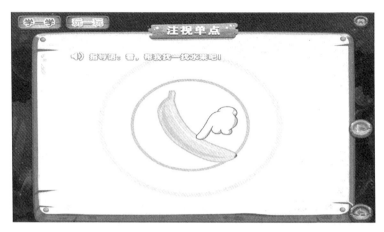

图 3-1-4　注视单点—学一学

第四步，"玩一玩"分为简单、普通、挑战三种难度等级。三种难度训练形式类似，需要患者注视的时间不断延长。康复师可根据患者情况选择最适合的一项进行训练（如图 3-1-5）。

第五步，训练结束后，系统会自动弹出本次训练的结果，提示本次训练的正确率，帮助康复师进行训练过程中的效果监控（如图 3-1-6）。

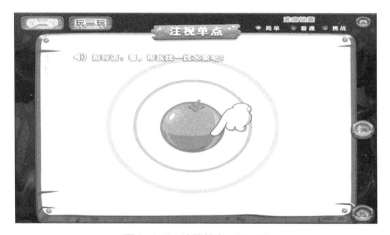

图 3-1-5　注视单点—玩一玩

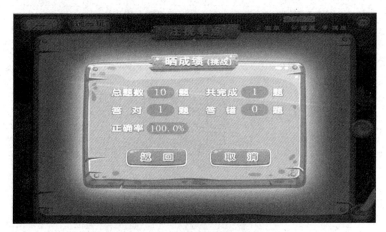

图 3-1-6   注视的实时效果监控界面

启蒙知识的康复治疗及实时监控

要顺利开展认知能力训练，儿童必须具备一些最基本的能力，如对事物的各种基本物理属性的认识。因此，启蒙知识训练可以为后续认知能力训练内容的设计拓展空间。本节将主要介绍启蒙知识康复治疗的具体内容，如何填写启蒙知识康复治疗实时监控表，以及启蒙知识康复的主要治疗方法。

一、启蒙知识康复治疗的内容

该部分的训练内容比较基础，主要包括颜色、图形、数字、时间、空间、物体的量等启蒙知识，通过启蒙知识的训练，使患者能够正确配对、指认、命名不同的颜色、图形、数字、时间、空间、物体的量等相关概念（见表3-2-1）。

表3-2-1　启蒙知识训练的主要内容

训练类型	主要内容
颜色	红、黄、蓝、绿、黑、白、紫、棕、橙
图形	圆形、三角形、正方形、长方形、梯形、对称图形、分合图形
时间	认识白天黑夜、认识时钟、认识星期
空间	认识上下、认识里外、认识旁中、认识左右
物体的量	认识大小、认识多少、认识高矮、认识胖瘦、认识轻重
数字	口头数数、按物点数、按数取物、认识相邻数、认识序数

二、启蒙知识康复治疗实时监控表

在启蒙知识康复治疗过程中，需要了解患者康复训练的效果，因此需要进行监控。监控表可以采用综合康复支持软件中的监控表（见表 3-2-2）进行填写。

表 3-2-2　启蒙知识康复治疗实时监控表

日期	主题	内容	训练前描述（如需）	训练结果
				指认____分　命名____分
				指认____分　命名____分
				指认____分　命名____分
				指认____分　命名____分
		总计		指认____分　命名____分

三、启蒙知识康复治疗实时监控表示例

在进行启蒙知识训练之前，应根据本次个训内容进行训练前描述（或前测），并填写启蒙知识康复训练表，下面展示实时监控表的示例（见表 3-2-3）。

表 3-2-3　启蒙知识康复治疗实时监控表示例

日期	主题	内容	训练前描述（如需）	训练结果
12 月 17 日	颜色	橙		指认____分　命名_1_分
		粉		指认____分　命名_1_分
		总计		指认____分　命名_2_分
12 月 17 日	图形	长方形		指认____分　命名_1_分
		正方形		指认____分　命名_1_分
		总计		指认____分　命名_2_分

日期	主题	内容	训练前描述（如需）	训练结果
12月18日	数字	22		指认＿＿分 命名 1 分
		第4个		指认＿＿分 命名 1 分
		第8个		指认＿＿分 命名 1 分
		总计		指认＿＿分 命名 3 分
12月18日	时间	哥哥		指认＿＿分 命名 1 分
		3点		指认＿＿分 命名 1 分
		总计		指认＿＿分 命名 2 分
12月19日	空间	下		指认＿＿分 命名 1 分
		总计		指认＿＿分 命名 1 分
12月19日	物体的量	矮		指认＿＿分 命名 0 分
		总计		指认＿＿分 命名 0 分
12月24日	颜色	橙		指认＿＿分 命名 1 分
		粉		指认＿＿分 命名 1 分
		总计		指认＿＿分 命名 2 分
12月24日	图形	长方形		指认＿＿分 命名 1 分
		正方形		指认＿＿分 命名 1 分
		梯形		指认＿＿分 命名 1 分
		五角星		指认＿＿分 命名 1 分
		总计		指认＿＿分 命名 4 分
12月25日	物体的量	矮		指认＿＿分 命名 1 分
		胖		指认＿＿分 命名 1 分
		总计		指认＿＿分 命名 2 分

四、启蒙知识康复治疗方法

对启蒙知识的康复训练可以通过认知综合康复支持（认知能力）软件及词汇与概念软件进行。

（一）认知综合康复支持（认知能力）软件——启蒙知识训练

打开综合康复支持（认知能力）软件，选择"启蒙知识训练"，该训练主要包括认识颜色、认识图形、认识数字、认识时间、认识空间、认识物体的量六部分内容，可根据患者的认知评估结果，选择患者尚未习得的内容，进行针对性训练。

1. 认识颜色

认识颜色训练，选择的是患者生活中常见的基本色和混合色，基本色有红色、黄色、蓝色、白色、黑色；混合色包括绿色、橙色、紫色、棕色等。

红色是儿童最早认识的颜色之一，以认识红色为例（如图 3-2-1）介绍训练过程。本课程包括"配一配"（如图 3-2-2）、"认一认"（如图 3-2-3）、"找一找"（如图 3-2-4）、"玩一玩"（如图 3-2-5）四个部分，从颜色辨别和命名颜色两个角度进行学习训练。通过本课程的学习，患者可以区分不同的颜色，并能够指认和命名身边的红色。

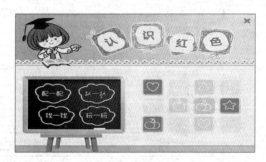

图 3-2-1　认识红色

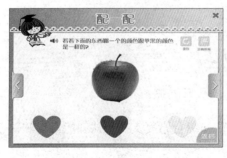

图 3-2-2　配一配

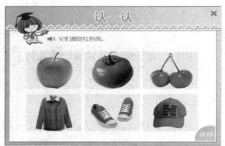

图 3-2-3　认一认

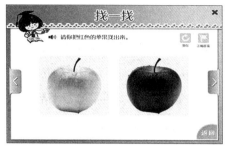

图 3-2-4　找一找

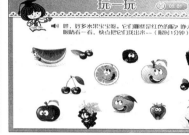

图 3-2-5　玩一玩

2. 认识图形

认识图形训练，选择的是生活中患者常见的平面图形和立体图形，平面图形有正方形、长方形、三角形、五角星、心形、平行四边形等；立体图形包括球体、正方体、长方体、圆柱体等。

正方形是较为常见的一种平面图形，以认识正方形为例（如图 3-2-6）介绍训练过程。本课程包括"学一学"（如图 3-2-7）、"找一找"（如图 3-2-8）、"玩一玩"（如图 3-2-9）三个部分，从认识正方形和辨别正方形两个角度，循序渐进地学习正方形的概念。通过本课程的学习，患者能够区分正方形与其他平面图形，并可以对正方形进行命名。

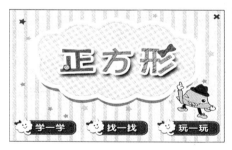

图 3-2-6　认识正方形

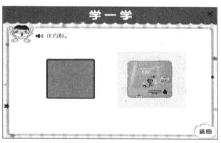

图 3-2-7　学一学

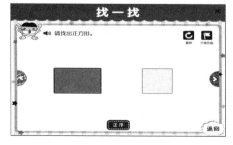

图 3-2-8　找一找

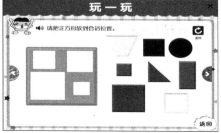

图 3-2-9　玩一玩

3. 认识数字

数字的认知涉及基数、序数、相邻数及数字计算等认知内容。口头数数是计数能力发展最早的一项技能，以口头数数 1—10 为例（如图 3-2-10）介绍训练过程。本课程通过"拍手歌""数字歌""数字谣""小猪数数"四个生动有趣的视频引导口头数数 1—10 的发展，通过视觉与听觉的多通道刺激，帮助患者掌握 1—10 的口头数数技能，初步形成数序的概念。

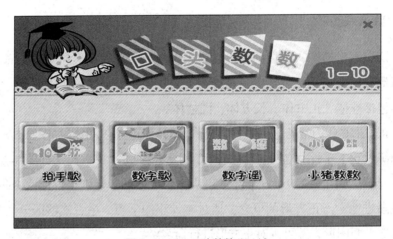

图 3-2-10　口头数数 1—10

4. 认识时间

时间认知训练包括对时序的认识，如白天、黑夜、四季；同时涉及生活中隐含时间线索的人物，包括婴儿、哥哥和爷爷等；还包含对时钟的认识，能够区分整点和半点。

白天和晚上是儿童较早就能区分与认识的一种时间概念，以认识白天和晚上为例（如图 3-2-11）介绍训练过程。本课程包括"学一学""练一练""连一连"三个部分，内容分为命名白天和晚上、辨别白天和晚上。通过本课程的学习，患者可以区分白天和晚上的不同，并能够知道通常在白天和晚上人们应该做哪些事情。

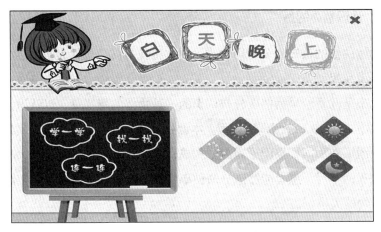

图 3-2-11 认识白天和晚上

5. 认识空间

空间概念认知主要是让患者了解生活中常用的空间方位词，包括上下、左右、前后、里外和旁中等。

上下是最容易掌握的一种空间关系，以认识上下为例（如图 3-2-12）介绍训练过程。上下空间方位的训练主要包括"学一学""指一指"和"排一排"三个部分，学习逐步深入，难度循序渐进，从 2 个物品的上下比较最终过渡至 5 个物品的上下比较。通过本课程的学习，患者可以区分上下的概念，并能按要求对物品进行上下排序。

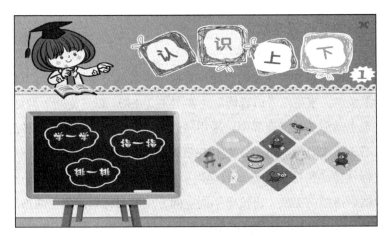

图 3-2-12 认识上下

6. 认识物体的量

物体的量的认知涉及常用的描述物体特征的词，包括大小、多少、长短、轻重和粗细等。

大小是儿童较早就能区分与认识的一种物体的特征量，以认识大小为例（如图 3-2-13）介绍训练过程。本课程内容由相同实物、不同实物、相同抽象图形和不同抽象图形四部分构成，通过比较训练患者认识大小。通过本课程的学习，患者能够区分两种事物之间大小，并能够联系实际比较身边事物的大小。

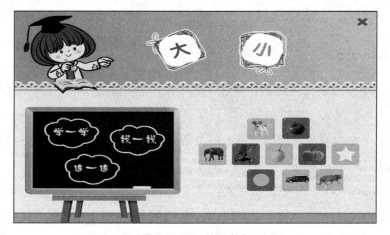

图 3-2-13　认识大小

（二）词汇与概念软件

词汇与概念软件通过生动有趣的情境，在游戏中学习数量、方位和时间等词汇概念，丰富患者语言词汇（如图 3-2-14）。以"空间"训练为例，通过呈现生动形象的卡通界面，采用"选一选"和"画一画"两种游戏形式（如图 3-2-15）。"选一选"是让患者根据指导语的提示选择不同空间方位的目标物体，包括篮子外面的苹果、盘子外面的桃子等；"画一画"是让患者根据指导语提示，将位于不同空间方位的目标物涂色，两种游戏简单而有趣，患者能够在玩的同时掌握不同的空间概念，丰富其启蒙知识。

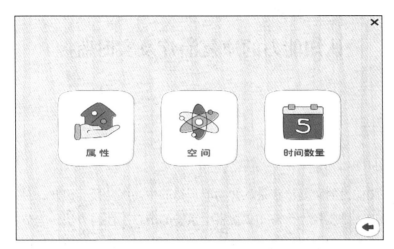

图 3-2-14 词汇与概念软件界面

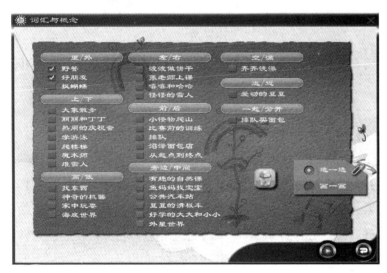

图 3-2-15 词汇与概念—空间

认知能力的康复治疗及实时监控

认知能力的康复治疗是认知功能训练的中高级阶段。因此，对一般患者来说训练难度较大，需要掌握科学系统的治疗手段与方法。本节将详细介绍注意力、观察力、记忆力的康复治疗及实时监控，学习如何填写康复治疗实时监控表以及相关的康复治疗方法。

一、注意力、观察力、记忆力的康复治疗及实时监控

（一）注意力、观察力、记忆力康复治疗的内容

注意力、观察力和记忆力是认知发展的基本能力（见表 3-3-1）。

注意力是心理活动对一定事物的指向与集中，是个体从事认知活动的基本条件。注意力有四个品质，即注意稳定性、注意广度、注意转移和注意分配。对注意力的训练可以从其四个品质开展。

观察力是发现物体当中细节信息的能力，是一种有目的、有计划、较持久的知觉过程。观察力与注意力、记忆力、想象力、创造力密切相关，是构成智力的要素之一。如果个体在观察过程中缺乏目的性，观察不仔细，缺少系统性与方法性，则会出现观察障碍，导致认识世界出现偏差。观察力的训练方法有顺序观察法、特征观察法和视觉分割法。

记忆力是人脑对过去经验的反映，是一种较为复杂的心理过程，并和其他心理活动有着密切联系。记忆联结着人的心理活动，是个体学习、工作和生活的基本机能。如果记忆出现障碍，会对个体的生活造成一定影响。因此，应该提高特殊群体的记忆力，帮助他们掌握一定的记忆方法与

技巧，使他们更好地适应生活。记忆力的训练方法有短时记忆、内涵记忆、外部特征记忆、情景记忆、序列记忆。

表3-3-1 认知发展的基本能力

训练类型	主要内容
注意力	视觉注意稳定性、听觉注意稳定性、注意分配、注意广度、注意转移
观察力	顺序观察法、特征观察法、视觉分割法
记忆力	短时记忆、内涵记忆、外部特征记忆、情景记忆、序列记忆

（二）康复治疗实时监控表

在进行认知功能康复的过程中，每次训练前勾选本次训练的类型，并描述患者训练前的情况；完成训练之后，进行后测，了解患者认知功能的进步状况，监控康复效果。监控表采用认知能力评估与康复训练仪软件提供的表格（见表3-3-2）。

表3-3-2 注意力、观察力、记忆力康复治疗实时监控表

日期	训练类型	内容	正确率/%	
			训练前描述（如需）	训练结果
	注意力	☐ 第1级 视觉注意稳定性		
		☐ 第2级 听觉注意稳定性		
		☐ 第3级 视觉注意稳定性		
		☐ 第4级 听觉注意稳定性		
		☐ 第5级 注意稳定性		
	观察力	☐ 第1级 顺序观察法		
		☐ 第2级 特征观察法		
		☐ 第3级 顺序观察法和特征观察法		
		☐ 第4级 顺序观察法和特征观察法		
		☐ 第5级 视觉分割法		

续表

日期	训练类型	内容	正确率 /%	
			训练前描述（如需）	训练结果
	记忆力	☐ 第1级 短时记忆		
		☐ 第2级 内涵记忆		
		☐ 第3级 外部特征记忆		
		☐ 第4级 情景记忆		
		☐ 第5级 序列记忆		

（三）康复治疗实时监控表示例

下面以注意力为例展示康复治疗实时监控表的填写，具体见表 3-3-3。

表 3-3-3　注意力、观察力、记忆力康复治疗实时监控表示例

日期	训练类型	内容	正确率 /%	
			训练前描述（如需）	训练结果
12月20日	注意力	☑ 第1级 视觉注意稳定性	33%；视觉注意集中时间仅为1—2秒，易被无关刺激干扰。三次测试，仅有一次选择正确。	67%

（四）康复治疗方法

认知能力训练包括注意力、观察力、记忆力三部分内容，可通过认知能力评估与康复训练仪软件、综合康复支持（认知能力）软件和认知支持这三个辅助工具进行康复训练。

1. 认知能力评估与康复训练仪软件

打开认知能力评估与康复训练仪软件，选择"认知能力训练"（如图 3-3-1）。

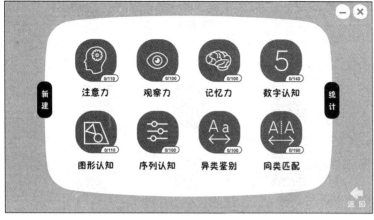

图 3-3-1　认知能力训练

在注意力、观察力、记忆力这三项内容中，根据患者的认知发展情况，勾选训练内容，以注意力训练为例，分为 5 个训练等级，遵循由易到难、循序渐进的原则进行训练（如图 3-3-2）。

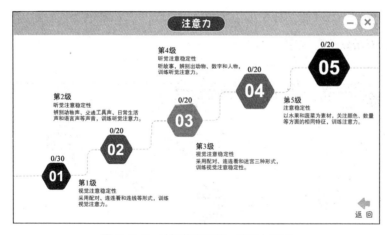

图 3-3-2　认知能力训练—注意力训练

以注意力训练第 1 级视觉注意稳定性为例，要求患者在 6 个干扰项下找出"苹果"，并通过不断增加干扰项和物体的类别来提高训练难度（如图 3-3-3）。

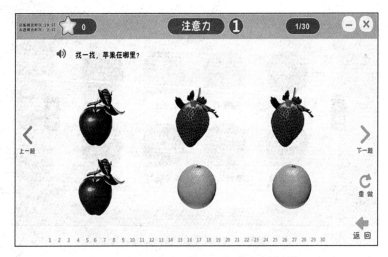

图 3-3-3　注意力—第 1 级视觉稳定性训练

　　观察力训练同样包含 5 个训练等级，从易到难主要帮助患者掌握观察的方法，学会利用事物的特征、顺序以及视觉分割法来进行观察（如图 3-3-4）。以观察力训练的第 1 级顺序观察法训练为例，要求患者根据事物的颜色、形状等特征，从 4 张图片中选出 1 张不同的图片，让他们学会利用顺序观察法进行有效观察（如图 3-3-5）。

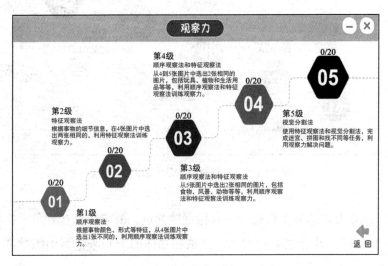

图 3-3-4　认知能力训练—观察力

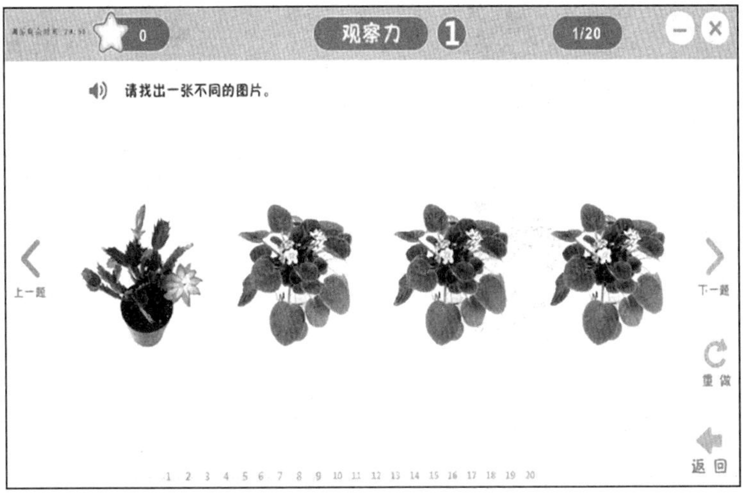

图 3-3-5　观察力 1—顺序观察法训练

　　记忆力训练按照记忆内容的难易程度进行划分，共分为 5 个等级：短时记忆、内涵记忆、外部特征记忆、情景记忆、序列记忆（如图 3-3-6）。以记忆力训练第 1 级为例，要求患者能在短时间内按事物的外部特征、类别、情景来进行记忆，采用识记和再认两种训练形式，帮助患者掌握基本的记忆策略（如图 3-3-7）。

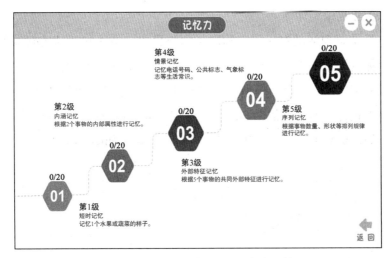

图 3-3-6　认知能力训练—记忆力训练

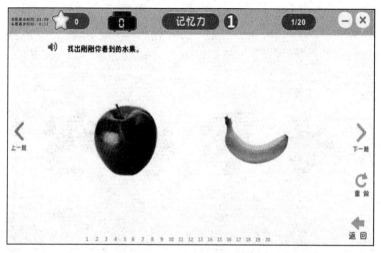

图 3-3-7　记忆力 1—短时记忆训练

2. 综合康复支持（认知能力）软件：基本认知能力训练

打开综合康复支持（认知能力）软件，选择"基本认知能力训练"，根据患者的认知评估结果选择适合的训练内容。以"注意力"训练为例，该部分训练包括注意稳定性训练、注意广度训练、注意转移训练以及注意分配训练。

（1）注意稳定性训练

注意是心理活动对一定事物的指向与集中，是认知活动的基本条件，培养个体的注意力是至关重要的。注意稳定性指的是同一对象或同一活动上注意所能持续的时间，只有具有良好的注意稳定性，个体才能专心进行学习或者训练。本训练借助心理学中常用到的注意力训练—划消游戏来激发患者的训练兴趣，可以增强患者的注意稳定性（如图 3-3-8）。

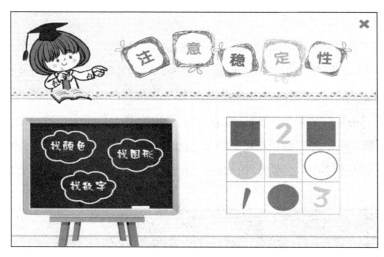

图 3-3-8　注意稳定性训练

（2）注意广度训练

注意广度也叫注意范围，注意广度的扩大有助于个体在同样的时间内输入更多的信息，提高学习效率，使个体能够更好地适应周围世界。注意广度的训练主要通过游戏的形式来进行，本训练包含"星宝宝睡觉""宝贝不哭""变色龙变变变"三个游戏，每个游戏分为三级难度，随着游戏难度的增加，患者需要不断地拓展注意广度，以关注到更多目标物来完成游戏任务（如图 3-3-9）。本项目的训练，有助于拓展患者的注意广度。

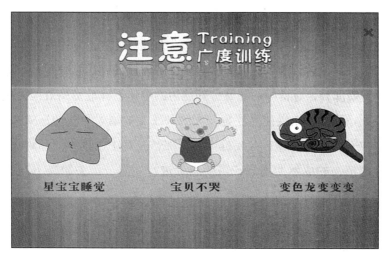

图 3-3-9　注意广度训练

（3）注意转移训练

注意转移指的是有目的地、及时地把注意从一个对象转移到另一个对象。生活中，有时为了顺利完成某项复杂的活动，注意中心需要在不同对象间进行迅速的往返转移。注意转移的训练主要通过游戏的形式来进行，本训练包含"小蜜蜂采蜜""鸟妈妈喂食""小白兔拔萝卜"三个游戏，每个游戏分为三级难度，随着游戏难度的增加，患者需要不断地转移注意以完成游戏任务（如图 3-3-10）。本项目的训练，有助于增强患者的注意转移能力。

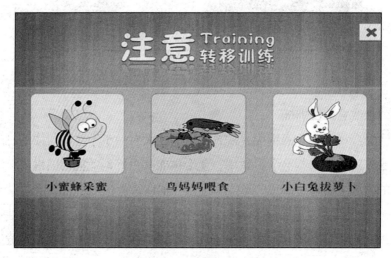

图 3-3-10　注意转移训练

（4）注意分配训练

注意分配是指在同一时间内把注意有效地分配到不同的对象上，注意分配的能力是在后天的生活实践中得到训练发展的。注意分配是个体思维训练的重要部分，有良好的注意分配能力的个体往往能更高效地完成学习任务，更好地发挥出潜能。注意分配的训练主要通过游戏的形式来进行，游戏分为三级难度，随着游戏难度的增加，游戏中出现不同品种的植物，由于每株植物的成熟期不同，需要患者进行注意分配去照料不同的植物（如图 3-3-11）。

本项目的训练，有助于增强患者的注意分配能力。

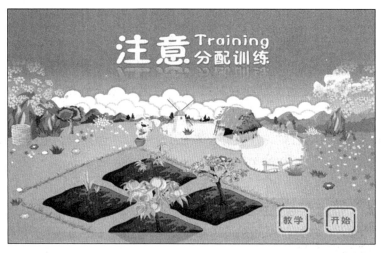

图 3-3-11　注意分配训练

3. 认知支持软件

认知支持软件作为中级训练的扩展内容，主要是对患者的基本认知能力进行训练，包括注意力训练、记忆力训练及观察力训练三个部分（如图3-3-12）。其中每个部分的训练从不同的角度并结合不同的方法，以灵活有趣的方式提升患者的基本认知能力。

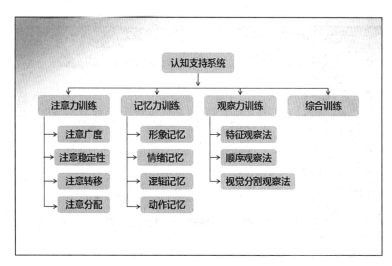

图 3-3-12　认知支持软件主要训练内容

其中，注意力训练内容包括注意稳定性、注意广度、注意转移和注意分配的训练。注意稳定性考查患者对选择的对象注意能稳定地保持多长时间的特性，注意维持的时间越长，注意越稳定（如图 3-3-13）；注意广度考查患者在同一时间内一个人能够清楚地觉察或认识客体的数量，注意广度也表明知觉的范围（如图 3-3-14）；注意转移考查患者有目的地、及时地把注意从一个对象转移到另一个对象，能够随着目的的转移而转移自己的注意（如图 3-3-15）；注意分配考查患者在同一时间内，把注意指向不同的对象，同时从事集中于不同活动的现象（如图 3-3-16）。

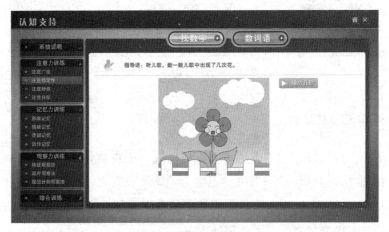

图 3-3-13　注意稳定性训练

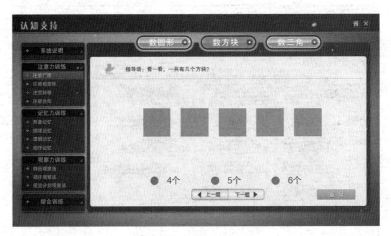

图 3-3-14　注意广度训练

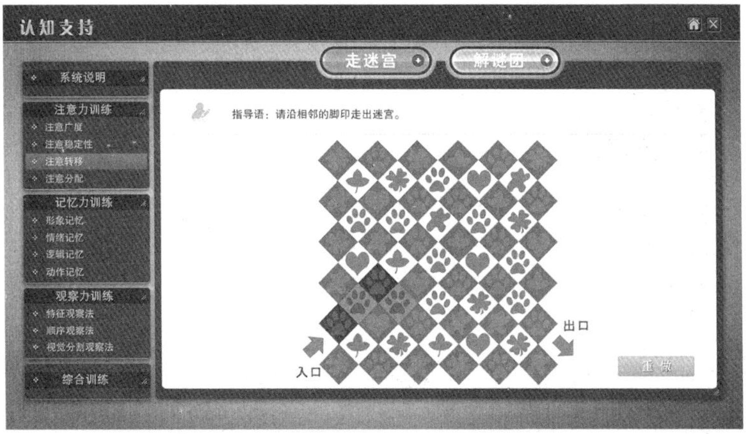

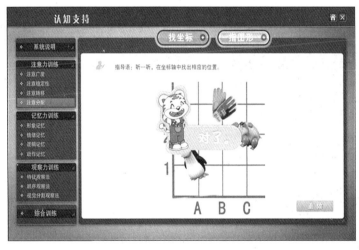

图 3-3-15　注意转移训练

图 3-3-16　注意分配训练

　　记忆力训练内容包括形象记忆、情绪记忆、逻辑记忆和动作记忆的训练。形象记忆也称"表象记忆"，是以感知过的事物形象为内容的记忆，其本质特征是直观性（如图 3-3-17）；情绪记忆是对曾经体验过的情绪和情感的记忆，与个体的成长、行为、知觉、信念、目标，甚至自我和心理健康状况都有很大的相关性（如图 3-3-18）；逻辑记忆是以事物的意义和特点、事物的内在规律和事物之间的关系为内容，通过思维活动并借助词语的作用，产生高度的概括和抽象，在头脑中留下印象的记忆（如图 3-3-19）；动作记忆是以操作过的动作、运动、活动为内容的记忆，包括对学过的游泳动作、体操、某种习惯动作等的记忆（如图 3-3-20）。

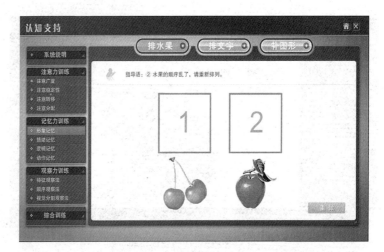

图 3-3-17　形象记忆训练

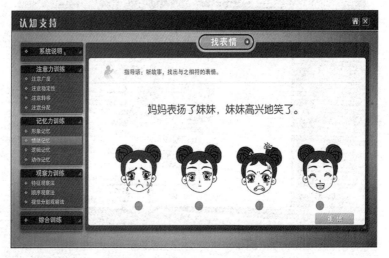

图 3-3-18　情绪记忆训练

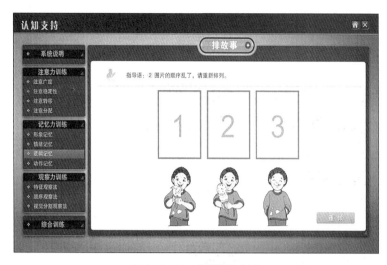

图 3-3-19 逻辑记忆训练

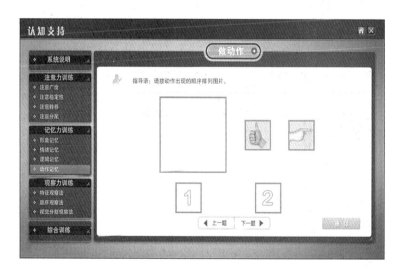

图 3-3-20 动作记忆训练

观察力训练内容包括特征观察法、顺序观察法和视觉分割观察法的训练[1]。特征观察法是根据事物的特点和特征在自然情景中对其进行有目的、有计划的系统观察和记录（如图 3-3-21）；顺序观察法是指对事物按一定的顺序进行有目的、有计划的观察（如图 3-3-22）；视觉分割观察法指对

---

[1] 杜晓新．特殊儿童认知能力训练的原理与方法 [M].上海：华东师范大学出版社，2012：119-133.

已经被分割的事物按一定的顺序进行有目的、有计划的排列与观察（如图3-3-23）。

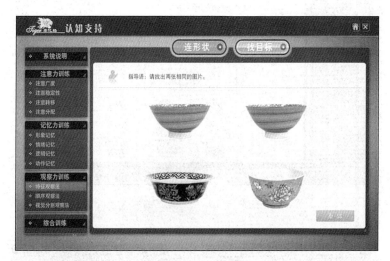

图 3-3-21 特征观察法训练

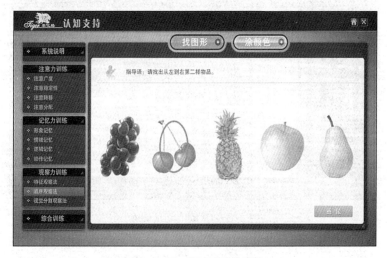

图 3-3-22 顺序观察法训练

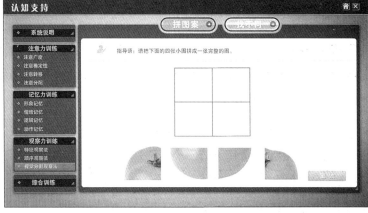

图 3-3-23　视觉分割观察法训练

二、推理能力的康复治疗及实时监控

（一）推理能力康复治疗主要内容

推理能力是一种高级的思维活动，是在已有知识的基础上，由一个或几个已知条件推出一个新的判断的科学思维过程。推理能力训练包括图形认知、序列认知和数字认知三个部分内容，训练患者对图形、数字以及序列的推理能力[1]（见表 3-3-4）。

表 3-3-4　推理能力康复治疗主要内容

训练类型	主要内容
图形认知	平面图形和立体图形、分解和组合平面图形、图形认知、图形推理
序列认知	动作排序、时间排序、故事情节排序
数字认知	点物报数和按数取物、序数、单数和双数、等量代换、加减运算

---

① 　杜晓新，黄昭鸣 . 教育康复学导论 [M]. 北京：北京大学出版社，2018：124.

（二）康复治疗实时监控表

在进行推理能力的康复治疗过程中，首先在训练前勾选本次训练的类型，并描述患者训练前的情况；完成训练之后，进行后测，了解患者推理能力的进步状况，监控康复效果（见表 3-3-5）。

表 3-3-5　推理能力康复治疗实时监控表

日期	训练类型	内容	正确率 /%	
			训练前描述（如需）	训练结果
	图形认知	□ 第 1 级　认识平面图形和立体图形		
		□ 第 2 级　分解和组合平面图形		
		□ 第 3 级　图形认知		
		□ 第 4 级　图形推理		
		□ 第 5 级　图形推理		
	序列认知	□ 第 1 级　动作排序		
		□ 第 2 级　动作排序		
		□ 第 3 级　动作排序		
		□ 第 4 级　时间排序		
		□ 第 5 级　故事情节排序		
	数字认知	□ 第 1 级　点物报数和按数取物		
		□ 第 2 级　序数认知		
		□ 第 3 级　单数和双数训练		
		□ 第 4 级　等量代换		
		□ 第 5 级　加减运算		

（三）康复治疗实时监控表示例

下面以图形认知为例展示推理能力康复治疗实时监控表的填写，具体见表 3-3-6。

表 3-3-6　推理能力康复治疗实时监控表示例

日期	训练类型	内容	正确率 /%	
			训练前描述（如需）	训练结果
2018 年 12 月 24 日	图形认知	☑ 第 1 级　认识平面图形和立体图形	仅能正确指认正方形和圆形	67%

（四）康复治疗方法

推理能力训练包括"数字认知、图形认知、序列认知"三个部分训练内容[①]，可通过认知能力评估与康复训练仪软件进行康复训练（如图 3-3-24）。打开认知能力评估与康复训练仪软件，选择"认知训练"，在"数字认知""图形认知""序列认知"这三项内容中，根据儿童的认知发展情况，勾选训练内容。

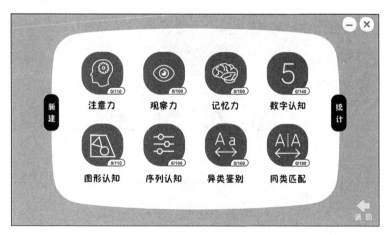

图 3-3-24　认知能力训练

数字认知是对数字概念的掌握和利用数字进行运算、推理的能力。在训练中康复师可结合实物和软件，训练患者掌握点物报数、按数取物、单数、双数、序数、等量代换和 10 以内数的加减运算能力。以数字认知的训练为例，分为 5 个训练等级，遵循由易到难、循序渐进的原则进行训练

---

① 杜晓新，黄昭鸣. 教育康复学导论 [M]. 北京：北京大学出版社，2018：124–126.

（图 3-3-25）。

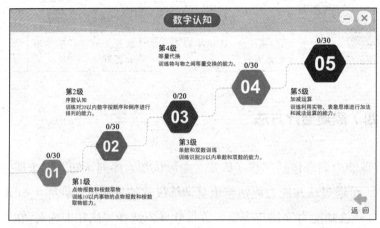

（A）

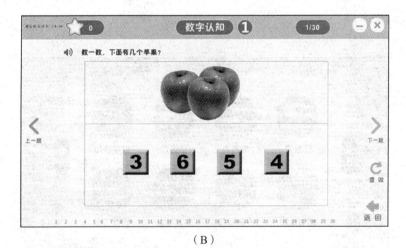

（B）

图 3-3-25　数字认知能力训练

　　图形认知是指个体对实物图片及抽象图形的认识及推理能力。康复师可训练患者正确分辨基本图形、观察图形的变化、分割图形及图形推理的能力。以图形认知的第 1 级认识平面图形和立体图形为例（如图 3-3-26），利用抽象图形和具体事物作为训练材料，采用单项选择和多项选择的形式，认识圆形等平面图形，以及圆柱体、正方体等立体图形。

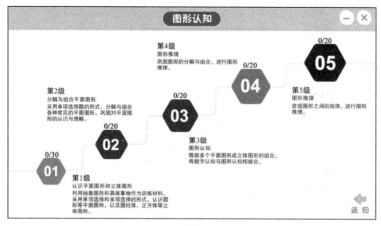

（A）

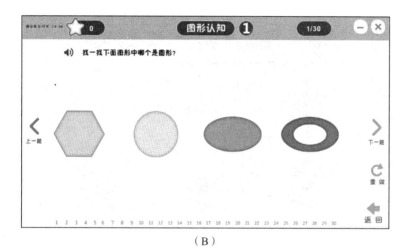

（B）

图 3-3-26　图形认知能力训练

　　序列认知是对各情景之间的逻辑关系或事件发展规律的推理和认知[1]。康复师可以训练患者对逻辑顺序和时间顺序的认知能力，以序列认知的第 2 级为例，排列先后发生的 3 个动作，如鞋带松了、系鞋带、系好鞋带等（如图 3-3-27）。

---

① 杜晓新．特殊儿童认知能力训练的原理与方法 [M]．上海：华东师范大学出版社，2012：169-173.

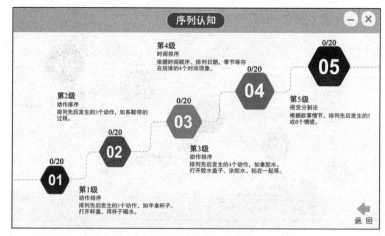

（A）

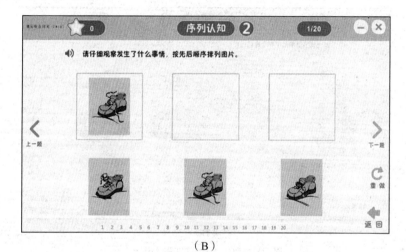

（B）

图 3-3-27　序列认知能力训练

三、分类能力的康复治疗及实时监控

（一）分类能力康复治疗的内容

　　分类是将具有相同或相似属性的事物归并在一起，进行比较、抽象和概括的过程。分类能力是一个同时性加工的过程，它是形成概念的基础。

分类能力的训练内容包括"异类鉴别""同类匹配"等[①]（见表 3-3-7）。

表 3-3-7 分类能力康复治疗的主要内容

训练类型	主要内容
异类鉴别	动物和人物鉴别，水果和蔬菜鉴别，餐具和衣服鉴别，文具、电器和家具鉴别，玩具、交通工具和乐器的鉴别
同类匹配	匹配同类水果、动物、蔬菜、玩具、餐具；找出同类事物，物品分类

（二）分类能力康复治疗实时监控表

在进行分类能力的康复治疗过程中，首先在训练前勾选本次训练的类型，并描述患者训练前情况；完成训练之后，再进行后测，了解患者分类能力的进步状况，监控其康复效果（见表 3-3-8）。

表 3-3-8 分类能力的康复治疗及实时监控表

日期	训练类型	内容	正确率 /%	
			训练前描述（如需）	训练结果
	异类鉴别	☐ 第 1 级 动物和人物的鉴别		
		☐ 第 2 级 蔬菜和水果的鉴别		
		☐ 第 3 级 餐具和衣服的鉴别		
		☐ 第 4 级 文具、电器和家具的鉴别		
		☐ 第 5 级 玩具、交通工具和乐器的鉴别		
	同类匹配	☐ 第 1 级 找出一样的水果		
		☐ 第 2 级 找出一样的动物		
		☐ 第 3 级 找出一样的蔬菜		
		☐ 第 4 级 找出同类的水果、动物和蔬菜		
		☐ 第 5 级 找出同类的玩具和餐具		
		☐ 第 6 级 找出同类事物		
		☐ 第 7 级 物品分类		

① 杜晓新，黄昭鸣 . 教育康复学导论 [M]. 北京：北京大学出版社，2018：126–128.

（三）康复治疗实时监控表示例

下面以异类鉴别为例展示分类能力康复治疗实时监控表的填写，具体见表 3-3-9。

表 3-3-9　分类能力（异类鉴别、同类匹配）康复治疗的实时监控表示例

日期	训练类型	内容	正确率 /%	
			训练前描述（如需）	训练结果
12 月 25 日	异类鉴别	☑ 第 1 级 动物和人物的鉴别	对于人物的鉴别好于动物，鉴别正确率为 67%	100%

（四）康复治疗方法

分类能力训练包括异类鉴别和同类匹配两个部分训练内容，可通过认知能力测试与训练仪 B1 进行康复训练。打开认知能力评估与康复训练仪软件，选择"认知训练"，在"异类鉴别""同类匹配"这两项内容中，根据患者的认知发展情况，勾选训练内容。

同类匹配是能掌握各种常见事物的外部特征和内部属性，根据事物的逻辑关系，来推断另一事物之间关系的能力。同类匹配共分为 7 个训练等级：第 1 级—找出一样的水果；第 2 级—找出一样的动物；第 3 级—找出一样的蔬菜；第 4 级—找出同类水果、动物和蔬菜；第 5 级—找出同类玩具和餐具；第 6 级—找出同类事物；第 7 级—物品分类（如图 3-3-28）。以同类匹配训练第 1 级为例，要求从 3 个选项中找出一样的水果（如图 3-3-29）。

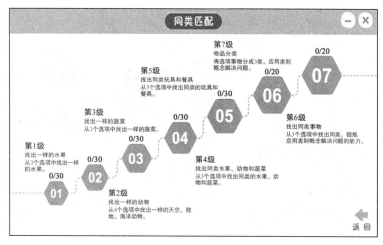

图 3-3-28　同类匹配训练

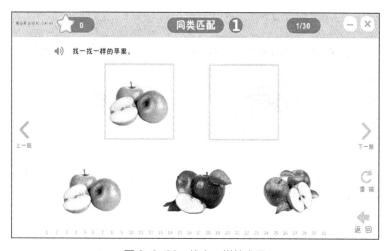

图 3-3-29　找出一样的水果

　　异类鉴别训练主要训练患者的分类能力，使患者能掌握各种常见事物所属类别以及属性[①]。训练使用的物品可为生活中常见的事物：动物、人物、蔬菜、水果、餐具、衣物、文具、电器、家具、玩具、交通工具和乐器（如图 3-3-30）。以异类鉴别训练第 1 级为例，要求鉴别两种不同的动物和人物（如图 3-3-31）。

① 杜晓新，黄昭鸣. 教育康复学导论 [M]. 北京：北京大学出版社，2018：223-238.

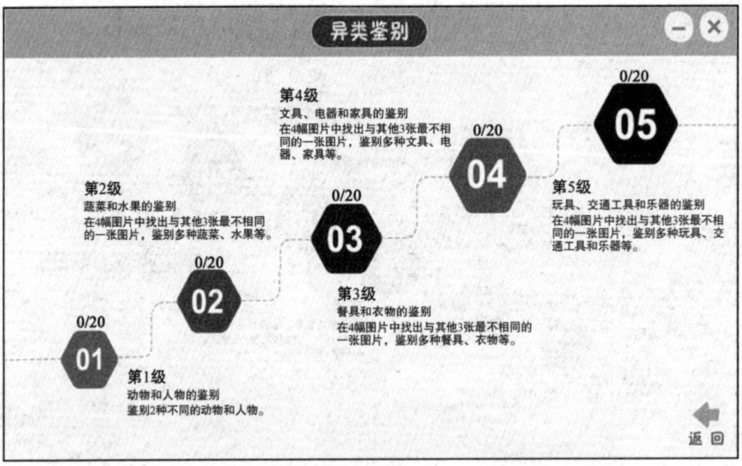

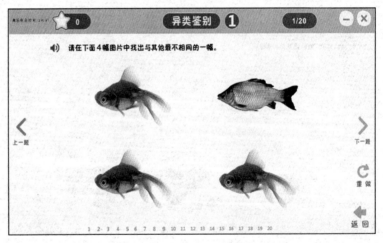

图 3-3-30 异类鉴别

图 3-3-31 第 1 级动物和人物的鉴别

ICF 认知治疗短期目标监控

ICF 认知治疗短期目标监控作为认知治疗过程中的实时监控手段,对评价治疗方法与治疗手段的有效性至关重要,依据短期目标监控的结果实时调整训练目标与训练策略,可以保证患者认知治疗的实时疗效。

一、ICF 认知治疗短期目标监控表

在进行康复训练的过程中要做好短期目标完成情况的监控,确保患者康复训练的有效性。下面是 ICF 认知障碍康复训练的短期目标监控表,以视觉功能测量为例,该监控表可以从认知能力测试与训练仪中获得。

表 3-4-1 视觉功能测量表(颜色与图形)

日期	颜色		图形			损伤程度	
	指认	命名	指认	命名		颜色	图形
	/10	/10	/16	/16	初始值		
					目标值		
	/10	/10	/16	/16	最终值		
	/10	/10	/16	/16			
	/10	/10	/16	/16			

注:根据患者情况,选择"指认"与"命名"其中一个形式完成测试。

表 3-4-2 视觉功能测量表（数字）

日期	数字（指认和命名）					损伤程度	
	基数 （命名）	序数 （指认）	表象计算 （指认）	加减运算 （命名）	总分		
	/7	/3	/4	/20	/34	初始值	
						目标值	
	/7	/3	/4	/20	/34	最终值	
	/7	/3	/4	/20	/34		
	/7	/3	/4	/20	/34		

表 3-4-3 视觉功能测量表（时间）

日期	时间（命名）			损伤程度	
	年龄	时序、钟表	总分		
	/3	/6	/9	初始值	
				目标值	
	/3	/6	/9	最终值	
	/3	/6	/9		
	/3	/6	/9		

表 3-4-4 视觉功能测量表（空间、物体的量）

日期	空间（命名）	物体的量（指认和命名）	损伤程度		
				空间	物体的量
	/10	/10	初始值		
			目标值		
	/10	/10	最终值		
	/10	/10			
	/10	/10			

表 3-4-5 基本认知、保持注意力、短时记忆力、长时记忆、视觉空间觉功能测量表

日期	图形推理	空间次序	动作序列	逻辑类比	目标辨认	损伤程度	
	/8	/8	/8	/8	/8	初始值	
						目标值	

续表

日期	图形推理	空间次序	动作序列	逻辑类比	目标辨认	损伤程度	
	/8	/8	/8	/8	/8		
	/8	/8	/8	/8	/8	最终值	
	/8	/8	/8	/8	/8		

二、ICF 认知治疗短期目标监控表示例

下面以启蒙知识中的颜色训练的短期目标监控为例，讲解如何进行康复效果的短期监控（见表 3-4-6）。

1. 视觉功能测量项目：颜色、图形

表 3-4-6　认知障碍康复训练的短期目标监控表示例

日期	颜色		图形		损伤程度		
	指认	命名	指认	命名			
12 月 16 日	/10	6/10	/16	6/16	初始值	1	1
					目标值	0	0
12 月 23 日	/10	7/10	/16	8/16	最终值	1	1
12 月 30 日	/10	8/10	/16	10/16		0	0
	/10	/10	/16	/16			

注：根据患者情况，选择"指认"与"命名"其中一个形式完成测试。

根据表格中数据，经过两周时间的康复训练，某患者颜色命名的数量从 6 进步为 8，其颜色认知的损伤程度初始值为 1（轻度损伤），经过两周训练最终值为 0（无损伤），达到康复目标。

ICF 认知疗效评价

ICF 认知疗效评价作为儿童认知干预规范化的最后一环，是整个认知功能训练的终结性评价，可以有效地反映出认知干预的效果，主要包括初期评估、中期评估和末期评估三个部分，分阶段对认知训练效果做监控，可以实时有效地评价认知疗效。

一、ICF 认知疗效评价表

利用疗效评价报表可明确、量化地监控治疗效果，并为后续治疗提供参考和依据。下面呈现的是 ICF 框架下的认知障碍的疗效评价表（见表3-5-1）。

表 3-5-1　ICF 框架下的认知障碍的疗效评价表

ICF 类目组合		初期评估					目标值	中期评估（康复__周）							目标达成	末期评估（康复__周）							目标达成
		ICF 限定值						ICF 限定值								ICF 限定值							
		问题						干预	问题							干预	问题						
		0	1	2	3	4			0	1	2	3	4				0	1	2	3	4		
b1561 视觉	颜色																						
	图形																						
	数字																						
	时间																						
	空间																						
	物体的量																						

续表

ICF 类目组合		初期评估					目标值	中期评估（康复__周）						目标达成	末期评估（康复__周）						目标达成
		ICF 限定值							ICF 限定值							ICF 限定值					
		问题						干预	问题						干预	问题					
		0	1	2	3	4			0	1	2	3	4			0	1	2	3	4	
b163 基础认知功能	图形推理																				
b1400 保持注意力	空间次序																				
b1440 短时记忆力	动作序列																				
b1441 长时记忆	逻辑类比																				
b1565 视觉空间觉	目标辨认																				

二、ICF 认知疗效评价表示例

对患者开展认知治疗 3 个月后，再次使用治疗前所选择的类目及其评估指标对患者的功能水平进行描述，并将评估结果转化为限定值填入疗效评价报表中（见表 3-5-2）。从表中可发现 b1561 视觉认知功能板块中"颜色、图形、数字、空间"评估指标的结果均得到有效改善和提升，证明了所制定的治疗方案和计划的有效性，其中"时间、物体的量"两个指标未达到治疗计划所设定的目标值，提示下一阶段应在本阶段基础上对治疗方案和计划进行调整以进一步提高患者的能力。

表 3-5-2   认知障碍康复疗效评价表

ICF 类目组合		初期评估						目标值	中期评估（康复__周）							目标达成	末期评估（康复__周）							目标达成
		ICF 限定值							干预	ICF 限定值							干预	ICF 限定值						
		问题								问题								问题						
		0	1	2	3	4				0	1	2	3	4				0	1	2	3	4	
b1561 视觉	颜色							0								×								√
	图形							0								×								√
	数字							0																√
	时间							0																√
	空间							1																√
	物体的量							0								×								√
b163 基础认知功能	图形推理							0																√
b1400 保持注意力	空间次序							1								×								√
b1440 短时记忆力	动作序列							2								×								×
b1441 长时记忆	逻辑类比							0								×								√
b1565 视觉空间觉	目标辨认							0																√

第四章

认知治疗个别化康复案例

前三章分别介绍了认知实训的目标与任务、认知干预规范化流程及认知康复治疗的常用工具等内容，并且详细说明了 ICF 框架下的认知功能评估与认知康复治疗及效果监控。本章将综合各章内容，通过四个临床个别化康复案例，详细介绍 ICF 框架下的认知干预的流程。

发育迟缓儿童的认知治疗个别化康复案例

本节以发育迟缓儿童的认知治疗为个别化康复案例，具体阐述 ICF 框架下认知治疗的实施过程。

一、患者基本信息填写

通过询问家长家族史、病史和查阅该患者诊断报告等相关材料，并与患者进行简单会话，获得患者的基本信息和初步的能力水平，见表 4-1-1。

视 频

发育迟缓儿童的认知治疗个别化康复案例

表 4-1-1　患者基本信息表

医院、康复机构、特殊教育学校、资源中心
患者基本信息
姓　　名：　余某某　　出生日期：2014 年 01 月 29 日　　性　别：☑ 男 □ 女
检查者：　张某某　　首评日期：2018 年 09 月 24 日　　编　号：　001
类　　型：□ 智障_____　□ 听障_____　□ 脑瘫_____　□ 孤独症_____　☑ 发育迟缓_____
□ 失语症_____　□ 神经性言语障碍（构音障碍）_____
□ 言语失用症_____　□ 其他_____
主要交流方式：□ 口语　□ 图片　☑ 肢体动作　□ 基本无交流
听力状况：☑ 正常　□ 异常　听力设备：□ 人工耳蜗　□ 助听器 补偿效果_____
进食状况：　进食状况正常
言语、语言、认知状况：　言语方面呼吸支持不足；语言方面常使用手势表达需求；认知能力发展滞后，发育迟缓
口部触觉感知状况：　口部触觉感知正常

二、功能评估

（一）确定是否存在认知问题

通过认知功能综合筛查表（见表4-1-2）进行筛查，以等级评估的方式，考查患者对颜色、形状、物体的量、数字、空间概念、时间概念等的认识能力，帮助康复师、特教教师及家长快速了解患者是否存在认知落后现象。认知能力可分为逐级提升的8个级别。如果介于两个级别之间，应选择低级别的选项，保证患者能通过。

表4-1-2　认知功能综合筛查表

1级	☐	有基本的感知觉，但不能匹配相同颜色。
2级	☑	能辨认三种基本的颜色（红、黄、蓝）、分清物体的大小、认识圆形、分清上下的方位概念。
3级	☐	能在对比中指出高矮、长短、多少、轻重和胖瘦。
4级	☐	能根据10以内数字找到与数字对应的物品个数。
5级	☐	能分清里外、前后、旁边与中间、左右等方位概念。
6级	☐	能理解大概的时间，但不能认识钟表的时间。
7级	☐	能认识钟表的时间。
8级	☐	能进行20以内加减运算及10以内的四则运算，能完成简单应用题。

（二）精准评估

1. 启蒙知识评估

对患者进行启蒙知识的评估，了解颜色、图形、数字、时间、空间、物体的量等基础认知内容的掌握情况（如图4-1-1）。

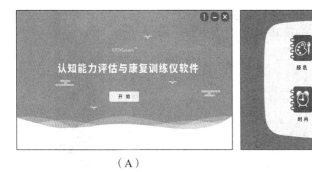

（A） （B）

图 4-1-1 启蒙知识评估

以数字评估为例：包括数（1—30）、序数（1—10）、表象计算（10 以内加减法）、加法运算和减法运算（20 以内加减法），根据测试要求，选择相应的正确答案（如图 4-1-2）。

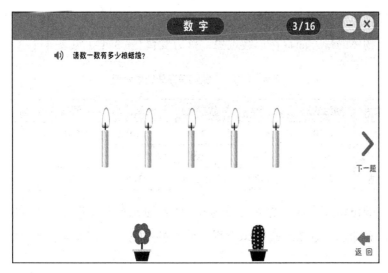

图 4-1-2 启蒙知识评估—数字

在认知能力评估与康复训练仪软件中完成启蒙知识评估后，点击"统计"按钮，即可得到该患者的启蒙知识评估结果（如图 4-1-3）。

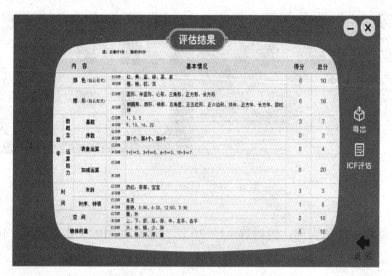

图 4-1-3　启蒙知识评估结果

评估结果分析：启蒙知识方面，该患者在颜色、图形、数字、时间、空间、物体的量方面存在迟缓现象，落后发育 2—3 年（见表 4-1-3）。

表 4-1-3　启蒙知识评估结果分析

测试项目	颜色认知	图形认知	数字认知	时间认知	空间认知	物体的量
得分	6/10	6/16	3/34	4/9	3/10	5/10
发育水平	迟缓	迟缓	迟缓	迟缓	迟缓	迟缓
相对年龄	3 岁	3 岁	< 3 岁	3 岁	< 3 岁	3 岁

在颜色认知方面，患者得分为 6，较普通儿童发育迟缓 1 年，能够正确指认和命名红、黄、蓝、绿、黑、紫 6 种颜色，对其他 4 种颜色的指认和命名存在困难。

在图形认知方面，患者得分为 6，较普通儿童发育迟缓 1 年，能正确指认和命名圆形、正方形、三角形、心形、长方形、半圆形 6 种图形，对其他 10 种图形的指认和命名存在困难。

在数字认知方面，患者得分为 3，较普通儿童发育迟缓 2 年以上，已习得基数 1、3、5，对其他数字认知存在较大困难。

在时间认知方面，患者得分为 4，较普通儿童发育迟缓 1 年，已习得奶奶、哥哥、宝宝、冬天的时间认知，对其他时间认知存在困难。

在空间认知方面，患者得分为 3，较普通儿童发育迟缓 2 年以上，已习得里、外、上的空间概念，对其他空间认知存在较大困难。

在物体的量方面，患者得分为5，较普通儿童发育迟缓1年，已习得物体大、长、矮、少、胖的概念，对于其他的物体的量认知存在困难。

2. 认知能力评估

对患者进行认知能力的评估，了解其注意力、观察力、记忆力、推理能力以及分类能力的发展情况（如图4-1-4）。

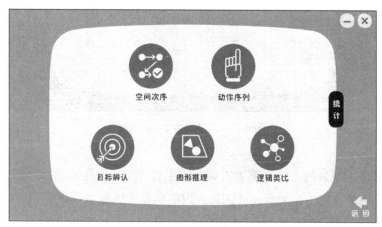

图 4-1-4　认知能力评估

以目标辨认评估为例，主要考查患者整合片断信息的能力，测试对事物、人物等的辨认能力、观察力和分析比较能力，患者通过人或物的一种或几种显著特征来辨别目标事物（如图4-1-5）。

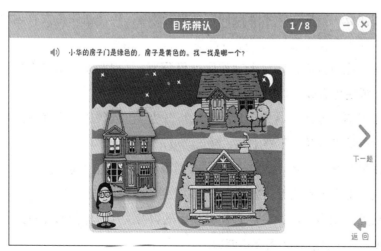

图 4-1-5　认知能力评估—目标辨认

　　在认知能力评估与康复训练仪软件中完成认知能力评估后，点击"统计"按钮，即可得到该患者的认知能力评估结果（如图 4-1-6）。

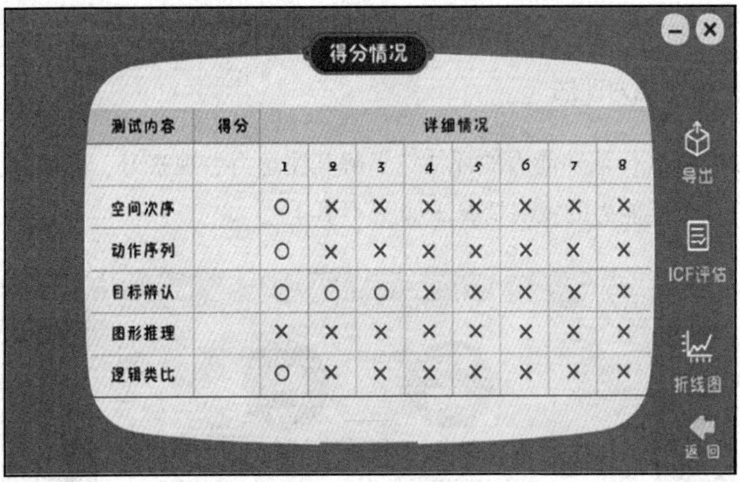

图 4-1-6　认知能力评估结果

　　评估结果分析：认知能力方面，该患者在空间次序、动作序列、目标辨认、图形推理、逻辑类比方面存在迟缓现象（见表 4-1-4）。

表 4-1-4　认知能力评估结果分析

测试项目	空间次序	动作序列	目标辨认	图形推理	逻辑类比
得分	1/8	1/8	3/8	0/8	1/8
发育水平	迟缓	迟缓	迟缓	迟缓	迟缓
相对年龄	< 3 岁	< 3 岁	< 3 岁	< 3 岁	< 3 岁

　　在注意力方面，该患者空间次序得分为 1，较普通儿童发育迟缓 1 年以上，提示患者注意的保持能力较差。

　　在记忆力方面，该患者动作序列得分为 1，较普通儿童发育迟缓 1 年以上，说明患者缺乏短时记忆能力和必要的记忆策略。

　　在观察力方面，该患者目标辨认得分为 3，较普通儿童发育迟缓 1 年以上，提示患者观察不够细致，缺乏必要的观察策略。

　　在推理能力方面，该患者图形推理得分为 0，较普通儿童发育迟缓 1 年以上，说明患者缺乏对数字、图形以及事件的逻辑推理能力。

　　在类比能力方面，该患者逻辑类比的得分为 1，较普通儿童发育迟缓 1 年以上，说明患者缺乏类比能力。

（二）ICF 认知功能评估表

表 4-1-5　ICF 认知功能评估结果

身体功能（人体系统的生理功能）损伤程度			无损伤	轻度损伤	中度损伤	重度损伤	完全损伤	未特指	不适用
			0	1	2	3	4	8	9
b1561	视觉	颜色	☐	☒	☐	☐	☐	☐	☐
		图形	☐	☒	☐	☐	☐	☐	☐
		数字	☐	☐	☒	☐	☐	☐	☐
		时间	☐	☒	☐	☐	☐	☐	☐
		空间	☐	☐	☒	☐	☐	☐	☐
		物体的量	☐	☒	☐	☐	☐	☐	☐
b163	基础认知功能	图形推理	☐	☐	☒	☐	☐	☐	☐
b1400	保持注意力	空间次序	☐	☐	☒	☐	☐	☐	☐
b1440	短时记忆力	动作序列	☐	☒	☐	☐	☐	☐	☐
b1441	长时记忆	逻辑类比	☐	☐	☒	☐	☐	☐	☐
b1565	视觉空间觉	目标辨认	☐	☒	☐	☐	☐	☐	☐

1. 启蒙知识评估

问题描述：（以启蒙知识评估中数字为例，通过 ICF 核心分类组合功能损伤程度评估转换，按要求输入测试项目得分，可得出数字认知功能损伤程度等级状况）

数字：中度损伤（2），辨别常见数字的得分为 3↓，相对年龄为 3 岁以下，数字的视觉感知心智功能存在中度损伤；

进一步问题描述：

数字：能够认识基数 1、3、5 共 3 个基本数字概念，对于剩余基数、序数、表象运算和加减运算的认知仍需加强。

ICF 核心分类组合功能损伤程度评估转换步骤（以数字为例）：通过康复云 ICF—ICF 言语标准等级—输入性别 / 出生年月 / 评估日期—认知—b1561 视觉—数字。

2. 认知能力评估

问题描述：（在此以认知能力评估中目标辨认为例，通过 ICF 核心分类组合功能损伤程度评估转换，按要求输入测试项目得分，可得出目标辨认功能损伤程度等级状况）

目标辨认：轻度损伤（1），目标辨认的得分为 3↓，相对年龄为 3 岁以下，视觉空间觉功能存在轻度损伤；

进一步问题描述：

目标辨认：提示患者观察不够细致，缺乏必要的视觉空间觉观察策略。

ICF 功能损伤程度评估转换步骤（以目标辨认为例）：通过康复云 ICF—ICF 言语标准等级—输入性别 / 出生年月 / 评估日期—认知—b1565 视觉空间觉—目标辨认（如图 4-1-7）。

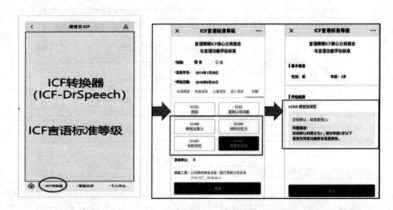

图 4-1-7　ICF 核心分类组合功能损伤程度评估转换步骤（目标辨认）

三、制订治疗计划

注意力、观察力、记忆力、数字认知和图形认知需要康复训练，结合认知能力评估与康复训练仪软件—认知训练进行认知能力训练。

表 4-1-6 ICF 认知治疗计划表（目标辨认）

治疗任务		康复医师	护士	物理治疗师	作业治疗师	言语治疗师	心理工作者	特教教师	初始值	目标值	最终值
b1565 视觉空间觉	目标辨认					√			1	0	0

制订治疗计划：以认知能力评估中的目标辨认为例（见表 4-1-6），通过 ICF 认知功能评估得出该患者目标辨认为轻度损伤 1 级，目标辨认得分仅为 3/8，下一步治疗计划为让患者目标辨认得分能达到 5/8。

四、康复训练及实时监控

（一）认知康复训练

1. 确定训练起点

以认知能力评估中的目标辨认为例：目标辨认得分仅为 3/8，根据由易到难的原则，下一步治疗计划为让患者目标辨认得分能达到 5/8。

2. 目标辨认训练

认知能力训练中目标辨认康复工具及步骤：认知能力评估与康复训练仪软件—认知训练—观察力。

（二）认知障碍康复训练实时监控

观察力训练的内容：目标辨认（见表 4-1-7）。

观察力康复工具：认知能力评估与康复训练仪软件—认知训练—观察力—第 1 级顺序观察法（如图 4-1-8）。

表 4-1-7 认知障碍康复训练实时监控（目标辨认）

日期	内容	训练前描述（如需）	训练结果
8 月 25 日	☐ 第 1 级 顺序观察法	3/8	5/8
	总 计：5/8		

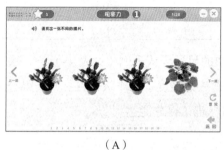 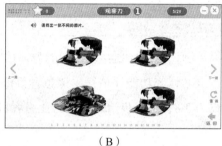

（A）　　　　　　　　　　　（B）

图 4-1-8 认知障碍康复训练实时监控（目标辨认）

（三）认知障碍康复训练的短期目标监控

表 4-1-8 认知障碍康复训练的短期目标监控表（目标辨认）

日期	目标辨认	损伤程度	
8 月 25 日	3/8	初始值	1
		目标值	0
9 月 09 日	5/8	最终值	0

五、疗效评价

在实施本阶段治疗计划的过程中，根据患者能力和训练安排，在阶段中期和末期再次进行 ICF 认知功能评估（见表 4-1-9），对治疗效果进行评价。

表 4-1-9　认知障碍康复疗效评价表（目标辨认）

ICF 类目组合		初期评估					目标值	中期评估						目标达成	末期评估						目标达成
		ICF 限定值						干预	ICF 限定值						干预	ICF 限定值					
		问题							问题							问题					
		0	1	2	3	4			0	1	2	3	4			0	1	2	3	4	
b1565 视觉空间觉	目标辨认						1							√							√

听障儿童的认知治疗个别化康复案例

本节以听障儿童的认知治疗为个别化康复案例，具体阐述 ICF 框架下认知治疗的实施过程。

一、患者基本信息填写

通过询问家长家族史、病史和查阅该患者听力诊断报告、人工耳蜗植入等相关材料，并与患者进行简单会话，获得患者的基本信息和初步的能力水平，见表 4-2-1。

表 4-2-1　患者基本信息表

医院、康复机构、特殊教育学校、资源中心
患者基本信息
姓　名：吕某某　出生日期：2012.10.01　性　别：□ 男 ☑ 女
检查者：王某某　首评日期：2017.10.20　编　号：　001
类　型：□ 智障＿＿＿　☑ 听障＿＿＿　□ 脑瘫＿＿＿　□ 孤独症＿＿＿　□ 发育迟缓＿＿＿
□ 失语症＿＿＿＿＿＿＿　□ 神经性言语障碍（构音障碍）＿＿＿＿＿＿
□ 言语失用症＿＿＿＿＿　□ 其他＿＿＿＿＿＿＿＿
主要交流方式：☑ 口语　□ 图片　□ 肢体动作　□ 基本无交流
听力状况：□ 正常 ☑ 异常 听力设备：☑ 人工耳蜗 □ 助听器 补偿效果　最适
进食状况：无明显异常
言语、语言、认知状况：言语方面胸式呼吸，说话怪声怪调；语言方面能理解生活中部分常见的词语；认知能力发展滞后，发育迟缓
口部触觉感知状况：口部触觉感知正常

二、功能评估

（一）确定是否存在认知问题

通过认知功能综合筛查表（见表4-2-2）进行筛查，以等级评估的方式，考查患者对颜色、形状、物体的量、数字、空间概念、时间概念等的认识能力，帮助康复师、特教教师及家长快速了解患者是否存在认知落后的现象。认知能力可分为逐级提升的8个级别。如果介于两个级别之间，此时应选择低级别的选项，保证患者能通过。

表4-2-2　认知功能综合筛查表

1级	☐	有基本的感知觉，但不能匹配相同颜色。
2级	☐	能辨认三种基本的颜色（红、黄、蓝）、分清物体的大小、认识圆形、分清上下的方位概念。
3级	☑	能在对比中指出高矮、长短、多少、轻重和胖瘦。
4级	☐	能根据10以内数字找到与数字对应的物品个数。
5级	☐	能分清里外、前后、旁边与中间、左右等方位概念。
6级	☐	能理解大概的时间，但不能认识钟表的时间。
7级	☐	能认识钟表的时间。
8级	☐	能进行20以内加减运算及10以内的四则运算，能完成简单应用题。

（二）精准评估

1. 启蒙知识评估

对患者进行启蒙知识的评估，了解颜色、图形、数字、时间、空间、物体的量等基础认知内容的掌握情况（如图4-2-1）。

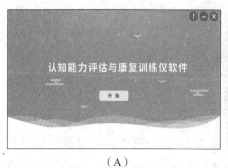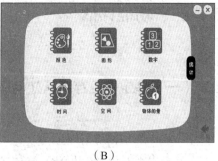

（A）　　　　　　　　　　　　（B）

图 4-2-1　启蒙知识评估

以空间评估为例：空间的评估包括里外、上下、左右、前后、旁中这十种空间方位（如图 4-2-2）。

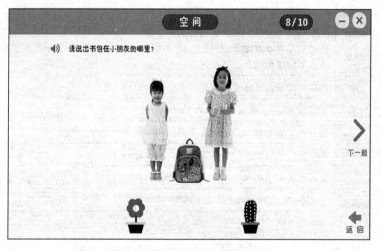

图 4-2-2　启蒙知识评估—空间

在认知能力评估与康复训练仪软件中完成启蒙知识评估后，点击"统计"按钮，即可得到该患者的启蒙知识评估结果（如图 4-2-3）。

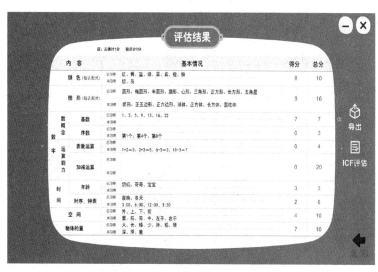

图 4-2-3　启蒙知识评估结果

评估结果分析：启蒙知识方面，该患者在数字、时间、空间认知 3 个方面存在发育迟缓现象，落后发育 2—3 年（见表 4-2-3）。

表 4-2-3　启蒙知识评估结果分析

测试项目	颜色认知	图形认知	数字认知	时间认知	空间认知	物体的量
得分	8/10	9/16	7/34	5/9	4/10	7/10
发育水平	正常	迟缓	迟缓	迟缓	迟缓	正常
相对年龄	5 岁	4 岁	4 岁	4 岁	< 3 岁	5 岁

在颜色认知方面，患者得分为 8，与普通儿童发育年龄相同，能够正确指认和命名红、黄、蓝等 8 种颜色，颜色认知能力发育基本正常。

在图形认知方面，患者得分为 9，较普通儿童发育迟缓 1 年，能正确指认和命名圆形、正方形等 9 种形状，对其他图形认知存在困难。

在数字认知方面，患者得分为 7，较普通儿童发育迟缓 1 年，已习得 1、3、5 等基数，对其他数字认知存在困难。

在时间认知方面，患者得分为 5，较普通儿童发育迟缓 1—2 年，已习得奶奶、哥哥、宝宝和冬天、夜晚等时间，对其他时间认知存在较大困难。

在空间认知方面，患者得分为 4，较普通儿童发育迟缓 2—3 年，已习得上、下、外、前等空间概念，对其他空间认知存在较大困难。

在物体的量方面，患者得分为 7，与普通儿童发育年龄相同，已习得物体大、长、矮、胖等概念，物体的量认知能力发育基本正常。

2. 认知能力评估

对患者进行认知能力的评估，了解其注意力、观察力、记忆力、推理能力以及分类能力的发展情况（如图 4-2-4）。

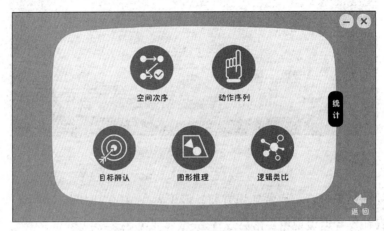

图 4-2-4 认知能力评估

以动作序列评估为例：主要考查患者对动作排列次序的记忆能力，患者辨别不同的手势，并按照呈现的先后顺序进行排列，通过变换动作排列的数量及复杂性以增加难度（如图 4-2-5）。

在认知能力评估与康复训练仪软件中完成认知能力评估后，点击"统计"按钮，即可得到该患者的认知能力评估结果（如图 4-2-6）。

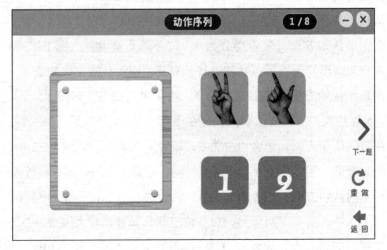

图 4-2-5 认知能力评估—动作序列

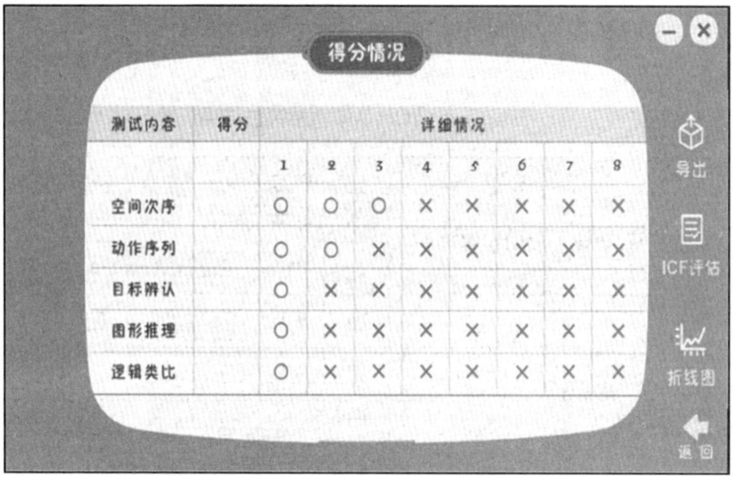

图 4-2-6 认知能力评估结果

评估结果分析：认知能力方面，该患者在空间次序、动作序列、目标辨认、图形推理和逻辑类比方面存在发育迟缓现象（见表 4-2-4）。

表 4-2-4 认知能力评估结果分析

测试项目	空间次序	动作序列	目标辨认	图形推理	逻辑类比
得分	3/8	2/8	1/8	1/8	1/8
发育水平	迟缓	迟缓	迟缓	迟缓	迟缓
相对年龄	4 岁	3-4 岁	< 3 岁	< 3 岁	< 3 岁

在注意力方面，该患者空间次序得分为 3，较普通儿童发育迟缓 1 年，提示患者注意的保持能力较差。

在记忆力方面，该患者动作序列得分为 2，较普通儿童发育迟缓 1—2 年，说明患者缺乏短时记忆能力和必要的记忆策略。

在观察力方面，该患者目标辨认得分为 1，较普通儿童发育迟缓 2—3 年，提示患者观察不够细致，缺乏必要的观察策略。

在推理能力方面，该患者图形推理得分为 1，较普通儿童发育迟缓 2—3 年，说明患者缺乏对数字、图形以及事件的逻辑推理能力。

在类比能力方面，该患者逻辑类比得分为 1，较普通儿童发育迟缓 2—3 年，说明患者缺乏类比能力。

（二）ICF 认知功能评估表

表 4-2-5   ICF 认知功能评估结果

身体功能 （人体系统的生理功能）损伤程度		无损伤	轻度损伤	中度损伤	重度损伤	完全损伤	未特指	不适用
		0	1	2	3	4	8	9
b1561 视觉	颜色	☒	☐	☐	☐	☐	☐	☐
	图形	☐	☒	☐	☐	☐	☐	☐
	数字	☐	☐	☒	☐	☐	☐	☐
	时间	☒	☐	☐	☐	☐	☐	☐
	空间	☐	☒	☐	☐	☐	☐	☐
	物体的量	☒	☐	☐	☐	☐	☐	☐
b163 基础认知功能	图形推理	☐	☐	☒	☐	☐	☐	☐
b1400 保持注意力	空间次序	☐	☒	☐	☐	☐	☐	☐
b1440 短时记忆力	动作序列	☐	☐	☒	☐	☐	☐	☐
b1441 长时记忆	逻辑类比	☐	☐	☐	☒	☐	☐	☐
b1565 视觉空间觉	目标辨认	☐	☐	☐	☒	☐	☐	☐

1. 启蒙知识评估

问题描述：（以启蒙知识评估中空间认知为例，通过 ICF 核心分类组合功能损伤程度评估转换，按要求输入测试项目得分，可得出空间认知功能损伤程度等级状况）

空间：中度损伤（2），辨别空间方位的得分为 4↓，相对年龄 3 岁以下，空间的视觉感知心智功能存在中度损伤；

进一步问题描述：

空间：能够认识"上、下、前、外"四个基本空间概念，对于"后、里、左、右、旁、中"的认知仍需加强。

ICF 核心分类组合功能损伤程度评估转换步骤（以空间认知为例）：通过康复云 ICF–ICF 言语标准等级—输入性别 / 出生年月 / 评估日期—认知 –b1561 视觉—空间。

2. 认知能力评估

问题描述：（在此以认知能力评估中动作序列为例，通过 ICF 核心分类组合功能损伤程度评估转换，按要求输入测试项目得分，可得出动作序列功能损伤程度等级状况）

动作序列：中度损伤（2），动作序列的得分为 2↓，相对年龄为 3—4 岁，短时记忆力功能存在中度损伤；

进一步问题描述：

动作序列：说明患者缺乏短时记忆能力和必要的记忆策略。

ICF 核心分类组合功能损伤程度评估转换步骤（以动作序列为例）：通过康复云 ICF—ICF 言语标准等级—输入性别 / 出生年月 / 评估日期—认知—b1440 短时记忆力—动作序列（如图 4-2-7）。

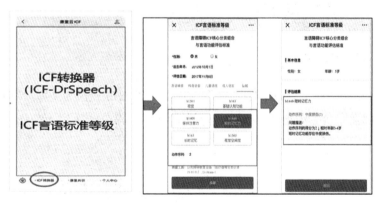

图 4-2-7 ICF 核心分类组合功能损伤程度评估转换步骤（动作序列）

三、制订治疗计划

注意力、观察力、记忆力、数字认知和图形认知需要康复训练，结合认知能力评估与康复训练仪软件—认知训练进行认知能力训练。

表 4-2-6　ICF 认知治疗计划表（动作序列）

治疗任务		治疗方法	康复医师	护士	物理治疗师	作业治疗师	言语治疗师	心理工作者	特教教师	初始值	目标值	最终值
b1440短时记忆力	动作序列	序列记忆					√			2	0	0

制订治疗计划：以认知能力评估中动作序列为例（见表 4-2-6），通过 ICF 认知功能评估得出该患者动作序列为中度损伤 2 级，动作序列得分仅为 2/8，下一步治疗计划为让患者动作序列得分能达到 4/8—5/8。

四、康复训练及实时监控

（一）认知康复训练

1. 确定训练起点

以认知能力评估中动作序列为例：动作序列得分仅为 2/8，根据由易到难的原则，下一步治疗计划为让患者动作序列得分能达到 4/8—5/8。

2. 动作序列训练

认知能力训练中动作序列康复工具及步骤：认知能力评估与康复训练仪软件—认知训练—记忆力—序列记忆。

（二）认知障碍康复训练实时监控

短时记忆力的内容：序列记忆（见表 4-2-7）。

短时记忆力康复工具：认知能力评估与康复训练仪软件—记忆力—序列记忆（如图 4-2-8）。

表 4-2-7　认知障碍康复训练实时监控（序列记忆）

日期	内容	训练前描述（如需）	训练结果
8 月 25 日	☐ 第 5 级　序列记忆	2/8	5/8
	总计：5/8		

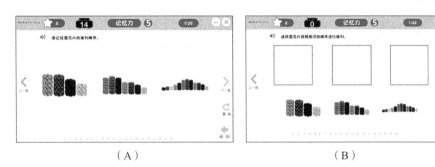

（A）　　　　　　　　　　　　（B）

图 4-2-8　认知障碍康复训练实时监控（序列记忆）

（三）认知障碍康复训练的短期目标监控

表 4-2-8　认知障碍康复训练的短期目标监控（序列记忆）

日期	序列记忆	损伤程度	
10 月 21 日	2/8	初始值	2
		目标值	0
11 月 05 日	5/8	最终值	0

五、疗效评价

　　在实施本阶段治疗计划的过程中，根据患者能力和训练安排，在阶段中期和末期再次进行 ICF 认知功能评估（见表 4-2-9），对治疗效果进行评价。

表 4-2-9　认知障碍康复疗效评价表（动作序列）

初期评估							目标值	中期评估							目标达成	末期评估							目标达成
ICF 类目组合		ICF 限定值						干预	ICF 限定值							干预	ICF 限定值						
		问题							问题								问题						
		0	1	2	3	4			0	1	2	3	4				0	1	2	3	4	
b1440 短时记忆	动作序列						0								√								√

脑瘫儿童的认知治疗个别化康复案例

本节以脑瘫儿童的认知治疗为个别化康复案例，具体阐述 ICF 框架下认知治疗的实施过程。

脑瘫儿童的认知治疗个别化康复案例

一、患者基本信息填写

通过询问家长家族史、病史和查阅该患者诊断报告等相关材料，并与患者进行简单会话，获得患者的基本信息和初步的能力水平，见表 4-3-1。

表 4-3-1　患者基本信息表

医院、康复机构、特殊教育学校、资源中心

患者基本信息

姓　　名：__郭某某__　　出生日期：__2011.11.20__　　性　别：□ 男 ☑ 女

检查者：__刘某某__　　首评日期：__2018.10.19__　　编　号：__001__

类　　型：□ 智障_____ □ 听障_____ ☑ 脑瘫_____ □ 孤独症_____ □ 发育迟缓_____

　　　　　 □ 失语症_____ □ 神经性言语障碍（构音障碍）_____

　　　　　 □ 言语失用症_____ □ 其他_____

主要交流方式：☑ 口语 □ 图片 □ 肢体动作 □ 基本无交流

听力状况：☑ 正常 □ 异常　听力设备：□ 人工耳蜗 □ 助听器 补偿效果_____

进食状况：__无明显异常__

言语、语言、认知状况：__言语构音能力正常；语言能力发展正常，以口语交流方式为主；__
__认知能力发展落后，发育迟缓__

口部触觉感知状况：__口部触觉感知正常__

二、功能评估

（一）确定是否存在认知问题

通过认知功能综合筛查表（见表 4-3-2）进行筛查，以等级评估的方式，考查患者对颜色、形状、物体的量、数字、空间概念、时间概念等的认识能力，帮助康复师、特教教师及家长快速了解患者是否存在认知落后的现象。认知能力可分为逐级提升的 8 个级别，如果介于两个级别之间，应选择低级别的选项，保证患者能通过。

表 4-3-2　认知功能综合筛查表

1 级	☐	有基本的感知觉，但不能匹配相同颜色。
2 级	☐	能辨认三种基本的颜色（红、黄、蓝）、分清物体的大小、认识圆形、分清上下的方位概念。
3 级	☐	能在对比中指出高矮、长短、多少、轻重和胖瘦。
4 级	☐	能根据 10 以内数字找到与数字对应的物品个数。
5 级	☑	能分清里外、前后、旁边与中间、左右等方位概念。
6 级	☐	能理解大概的时间，但不能认识钟表的时间。
7 级	☐	能认识钟表的时间。
8 级	☐	能进行 20 以内加减运算及 10 以内的四则运算，能完成简单应用题。

（二）精准评估

1. 启蒙知识评估

对患者进行启蒙知识的评估，了解颜色、图形、数字、时间、空间、物体的量等基础认知内容的掌握情况（如图 4-3-1）。

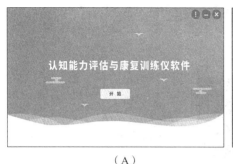 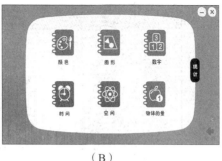

（A）　　　　　　　　　　　　（B）

图 4-3-1　启蒙知识评估

以图形评估为例：颜色的评估包括圆形、椭圆形、半圆形、扇形、心形、三角形、正方形、长方形、梯形、五角星、正五边形、正六边形、球、正方体、长方体、圆柱体这十六种图形，具体的评估形式包括图形指认和命名两部分（如图 4-3-2）。

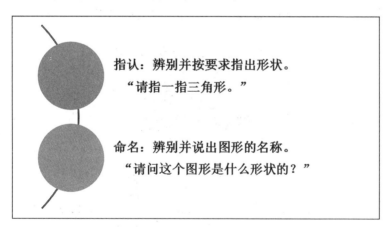

图 4-3-2　启蒙知识评估—图形

首先，进行图形指认部分评估，要求患者找出目标颜色，指导语是"请找一找（正方）形"，指认形式主要针对无法进行言语表达的患者；若儿童能够进行口语表达，建议采用命名的形式进行评估（如图 4-3-3）。

随后，进行图形命名部分评估，要求患者能够辨别并说出图形的名称，指导语是"请问这个图形是什么形状的？"若患者能够进行口语表达，建议都采用命名的形式进行评估（如图 4-3-4）。

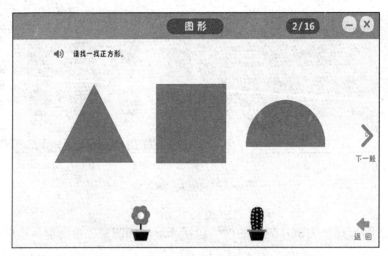

图 4-3-3　启蒙知识评估—指认图形

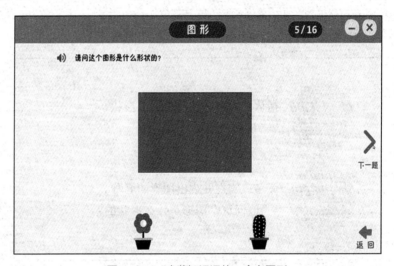

图 4-3-4　启蒙知识评估—命名图形

　　在认知能力评估与康复训练仪软件中完成启蒙知识评估后，点击"统计"按钮，即可得到该患者的启蒙知识评估结果（如图 4-3-5）。

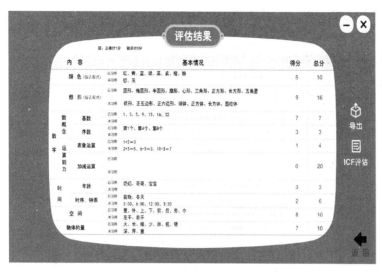

图 4-3-5　启蒙知识评估结果

　　评估结果分析：启蒙知识方面，该患者在图形、数字、时间、物体的量认知 4 个方面存在发育迟缓现象，落后发育 1—2 年（见表 4-3-3）。

表 4-3-3　启蒙知识评估结果分析

测试项目	颜色认知	图形认知	数字认知	时间认知	空间认知	物体的量
得分	8/10	9/16	11/34	5/9	8/10	7/10
发育水平	正常	迟缓	迟缓	迟缓	正常	迟缓
相对年龄	6 岁	4 岁	5 岁	4 岁	6 岁	5 岁

　　在颜色认知方面，患者得分为 8，与普通儿童发育年龄相同，能够正确指认和命名红、黄、蓝等 8 种颜色，颜色认知能力发育基本正常。

　　在图形认知方面，患者得分为 9，较普通儿童迟缓发育 2 年，能正确指认和命名圆形、正方形等 9 种形状，对其他图形认知存在困难。

　　在数字认知方面，患者得分为 11，较普通儿童迟缓发育 1 年，已习得 1、3、5 等基数和第 1、第 4、第 8 等序数，对其他数字认知存在困难。

　　在时间认知方面，患者得分为 5，较普通儿童迟缓发育 2 年，已习得奶奶、哥哥、宝宝和冬天、夜晚等时间，对其他时间认知存在困难。

　　在空间认知方面，患者得分为 8，与普通儿童发育年龄相同，已习得上、下、外、前等空间概念，空间认知能力发育基本正常。

　　在物体的量方面，患者得分为 7，较普通儿童迟缓发育 1 年，已习得物体大、长、矮、胖等概念，对其他物体的量认知存在困难。

2. 认知能力评估

对患者进行认知能力的评估，了解其注意力、观察力、记忆力、推理能力以及分类能力的发展情况（如图4-3-6）。

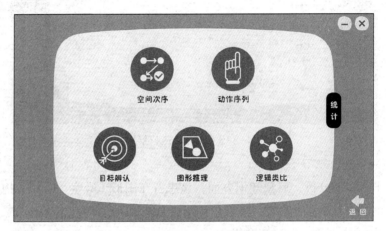

图4-3-6　认知能力评估

以图形推理评估为例：主要考查患者依据各类图形关系进行逻辑推理的能力，患者根据图形排列的规律，补全图中所缺的图形（如图4-3-7）。

在认知能力评估与康复训练仪软件中完成认知能力评估后，点击"统计"按钮，即可得到该患者的认知能力评估结果（如图4-3-8）。

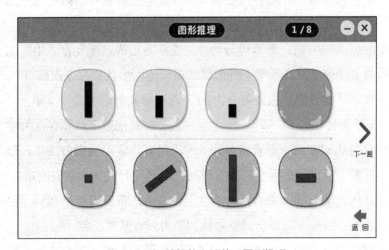

图4-3-7　认知能力评估—图形推理

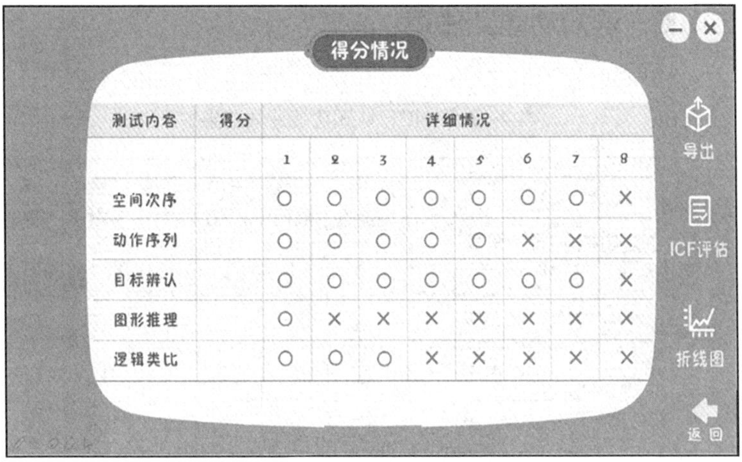

图 4-3-8　认知能力评估结果

评估结果分析：认知能力方面，该患者在动作序列、图形推理和逻辑类比方面存在发育迟缓现象（见表 4-3-4）。

表 4-3-4　认知能力评估结果分析

测试项目	空间次序	动作序列	目标辨认	图形推理	逻辑类比
得分	7/8	5/8	7/8	1/8	3/8
发育水平	正常	迟缓	正常	迟缓	迟缓
相对年龄	6 岁	5 岁半	6 岁	< 3 岁	4 岁

在注意力方面，该患者空间次序得分为 7，与普通儿童发育年龄相同，说明注意力功能基本发育正常。

在记忆力方面，该患者动作序列得分为 5，较普通儿童迟缓发育 1 年，说明患者缺乏短时记忆能力和必要的记忆策略。

在观察力方面，该患者目标辨认得分为 7，与普通儿童发育年龄相同，说明视觉空间觉功能基本发育正常。

在推理能力方面，该患者图形推理得分为 1，较普通儿童迟缓发育 3—4 年，说明患者缺乏对数字、图形以及事件的逻辑推理能力。

在类比能力方面，该患者逻辑类比的得分为 3，较普通儿童迟缓发育 2—3 年，说明患者缺乏类比能力。

（二）ICF 认知功能评估表

表 4-3-5 ICF 认知功能评估结果

身体功能 （人体系统的生理功能）损伤程度		无损伤	轻度损伤	中度损伤	重度损伤	完全损伤	未特指	不适用
		0	1	2	3	4	8	9
b1561 视觉	颜色	☒	☐	☐	☐	☐	☐	☐
	图形	☐	☒	☐	☐	☐	☐	☐
	数字	☐	☒	☐	☐	☐	☐	☐
	时间	☐	☒	☐	☐	☐	☐	☐
	空间	☒	☐	☐	☐	☐	☐	☐
	物体的量	☐	☒	☐	☐	☐	☐	☐
b163 基础认知功能	图形推理	☐	☐	☐	☒	☐	☐	☐
b1400 保持注意力	空间次序	☒	☐	☐	☐	☐	☐	☐
b1440 短时记忆力	动作序列	☐	☒	☐	☐	☐	☐	☐
b1441 长时记忆	逻辑类比	☐	☐	☒	☐	☐	☐	☐
b1565 视觉空间觉	目标辨认	☒	☐	☐	☐	☐	☐	☐

1. 启蒙知识评估

问题描述：（以启蒙知识评估中认识图形为例，通过 ICF 核心分类组合功能损伤程度评估转换，按要求输入测试项目得分，可得出图形认知功能损伤程度等级状况）

图形：轻度损伤（1），辨别常见图形的得分为 9↓，相对年龄为 4 岁，图形的视觉感知心智功能存在轻度损伤；

进一步问题描述：

图形：仅能正确指认和命名圆形、正方形、长方形、五角星、心形等图形，对于梯形、平行四边形等的图形认知仍需加强。

ICF 核心分类组合功能损伤程度评估转换步骤（以图形认知为例）：通过康复云 ICF—ICF 言语标准等级—输入性别 / 出生年月 / 评估日期—认知—b1561 视觉—图形（图 4-3-9）。

2. 认知能力评估

问题描述：（在此以认知能力评估中图形推理为例，通过 ICF 核心分类组合功能损伤程度评估转换，按要求输入测试项目得分，可得出图形推理功能损伤程度等级状况）

图形推理：重度损伤（3），图形推理的得分为 1↓，相对年龄为 3 岁以下，基础认知功能存在重度损伤；

进一步问题描述：

图形推理：说明患者缺乏获取物体、事件和经历的知识的能力。

ICF 核心分类组合功能损伤程度评估转换步骤（以图形推理为例）：通过康复云 ICF—ICF 言语标准等级—输入性别 / 出生年月 / 评估日期—认知—b163 基础认知功能—图形推理。

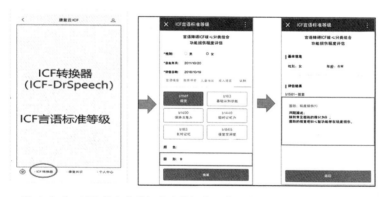

图 4-3-9　ICF 核心分类组合功能损伤程度评估转换步骤（图形推理）

三、制订治疗计划

认识颜色、认识图形、认识数字、认识时间、认识空间和认识物体的量需要康复训练，结合认知综合康复支持（认知能力）软件进行启蒙知识训练。

表 4-3-6   ICF 认知治疗计划表（图形）

治疗任务		治疗方法	康复医师	护士	物理治疗师	作业治疗师	言语治疗师	心理工作者	特教教师	初始值	目标值	最终值
b1561 视觉	图形	指认和命名常见图形训练					√			1	0	0

制订治疗计划以启蒙知识评估中认识图形为例（见表 4-3-6）：通过 ICF 认知功能评估得出该患者颜色认知为轻度损伤 1 级，能正确指认和命名圆形、正方形、三角形、长方形、五角星、心形、椭圆形、扇形，下一步治疗计划为让患者能指认和命名平行四边形和梯形。

启蒙知识评估中图形认知康复工具及步骤：结合认知综合康复支持（认知能力）软件—启蒙知识训练—认识平行四边形/梯形。

四、康复训练及实时监控

（一）认知康复训练

1. 确定训练起点

以启蒙知识评估中认识图形为例：患者仅能正确指认和命名圆形、正方形、长方形、五角星、心形等图形，根据由易到难的原则，下一步是让患者指认和命名平行四边形和梯形。

2. 图形指认训练

家长准备好圆形、正方形、长方形、五角星、心形、平行四边形和梯形等不同形状的积木，请小朋友在这些积木中找出平行四边形和梯形。

3. 图形命名训练

家长准备好圆形、正方形、长方形、五角星、心形、平行四边形和梯形等不同形状的积木，并请小朋友指着平行四边形或梯形的积木，提问："这是什么形状？"

（二）认知障碍康复训练实时监控

图形认知的内容：指认和命名平行四边形、梯形（见表 4-3-7）。

图形认知康复工具：结合认知综合康复支持（认知能力）软件—启蒙知识训练—认识平行四边形 / 梯形（如图 4-3-9）。

表 4-3-7　认知障碍康复训练实时监控（图形）

日期	内容	训练前描述（如需）	训练结果
8月25日	平行四边形	指认 <u>1</u> 分　命名 <u>0</u> 分	指认 <u>1</u> 分　命名 <u>1</u> 分
	梯形	指认 <u>0</u> 分　命名 <u>0</u> 分	指认 <u>1</u> 分　命名 <u>1</u> 分
			总计：指认 <u>2</u> 分　命名 <u>2</u> 分

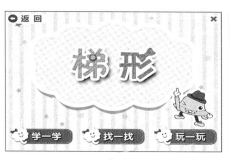

（A）

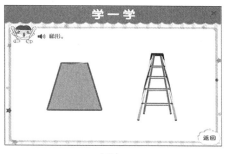

（B）

图 4-3-9　认知障碍康复训练实时监控（图形）

（三）认知障碍康复训练的短期目标监控

表 4-3-8　认知障碍康复训练的短期目标监控（图形）

日期	图形（指认）	图形（命名）	损伤程度	
8月11日	8/10	8/10	初始值	1
			目标值	0
8月25日	10/10	10/10	最终值	0

五、疗效评价

在实施本阶段治疗计划的过程中，根据患者能力和训练安排，在阶段中期和末期再次进行 ICF 认知功能评估（见表 4-3-9），对治疗效果进行评价。

表 4-3-9　认知障碍康复疗效评价表（图形）

ICF 类目组合		初期评估						目标值	中期评估							目标达成	末期评估							目标达成
		ICF 限定值							干预	ICF 限定值							干预	ICF 限定值					
		问题								问题								问题					
		0	1	2	3	4				0	1	2	3	4				0	1	2	3	4	
b1561 视觉	图形							0								√								√

智障儿童的认知治疗个别化康复案例

本节以智障儿童的认知治疗为个别化康复案例，具体阐述 ICF 框架下认知治疗的实施过程。

一、患者基本信息填写

通过询问家长家族史、病史和查阅该患者诊断报告等相关材料，并与患者进行简单会话，获得患者的基本信息和初步的能力水平，见表 4-4-1。

表 4-4-1 患者基本信息表

医院、康复机构、特殊教育学校、资源中心
患者基本信息
姓　名：<u>王某某</u>　出生日期：<u>2013.10.20</u>　性　别：☑ 男 □ 女
检查者：<u>许某某</u>　首评日期：<u>2018.10.20</u>　编　号：<u>001</u>
类　型：☑ 智障_____ □ 听障_____ □ 脑瘫_____ □ 孤独症_____ □ 发育迟缓_____
□ 失语症_____ □ 神经性言语障碍（构音障碍）_____
□ 言语失用症_____ □ 其他_____
主要交流方式：☑ 口语 □ 图片 □ 肢体动作 □ 基本无交流
听力状况：☑ 正常 □ 异常 听力设备：□ 人工耳蜗 □ 助听器 补偿效果_____
进食状况：<u>无明显异常</u>
言语、语言、认知状况：<u>言语构音能力发展正常；语言能力发展正常，日常以口语交流方式为主；认知能力发展滞后，发育迟缓</u>
口部触觉感知状况：<u>无明显异常</u>

二、功能评估

（一）确定是否存在认知问题

通过认知功能综合筛查表（见表4-4-2）进行筛查，以等级评估的方式，考查患者对颜色、形状、物体的量、数字、空间概念、时间概念等的认识能力，帮助康复师、特教教师及家长快速了解患者是否存在认知落后现象。认知能力可分为逐级提升的8个级别，如果介于两个级别之间，此时应该选择低级别的选项，保证患者能通过。

表4-4-2　认知功能综合筛查表

1级	☐	有基本的感知觉，但不能匹配相同颜色。
2级	☑	能辨认三种基本的颜色（红、黄、蓝）、分清物体的大小、认识圆形、分清上下的方位概念。
3级	☐	能在对比中指出高矮、长短、多少、轻重和胖瘦。
4级	☐	能根据10以内数字找到与数字对应的物品个数。
5级	☐	能分清里外、前后、旁边与中间、左右等方位概念。
6级	☐	能理解大概的时间，但不能认识钟表的时间。
7级	☐	能认识钟表的时间。
8级	☐	能进行20以内加减运算及10以内的四则运算，能完成简单应用题。

（二）精准评估

1. 启蒙知识评估

对患者进行启蒙知识的评估，了解颜色、图形、数字、时间、空间、物体的量等基础认知内容的掌握情况（如图4-4-1）。

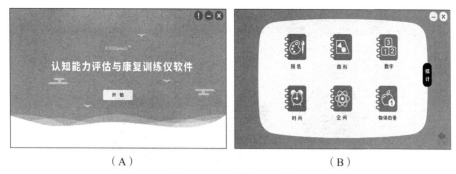

（A）　　　　　　　　　　　（B）

图 4-4-1　启蒙知识评估

以颜色评估为例：颜色的评估包括红、黄、蓝、绿、黑、紫、橙、粉、棕、灰这十种颜色，具体的评估形式包括颜色指认和命名两部分（如图 4-4-2）。

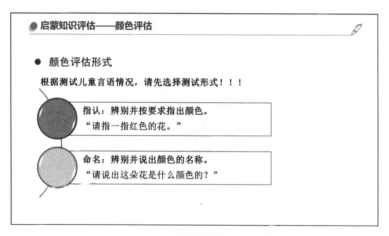

图 4-4-2　启蒙知识评估—颜色

首先，进行颜色指认部分评估，要求患者找出目标颜色，指导语是"请指一指（红）色的花"，指认形式主要针对无法进行言语表达的患者，若儿童能够进行口语表达，建议采用命名的形式进行评估（如图 4-4-3）。

随后，进行颜色命名部分评估，要求患者能够辨别并说出颜色的名称，指导语是"请问这朵花是什么颜色的?"若患者能够进行口语表达，建议都采用命名的形式进行评估（如图 4-4-4）。

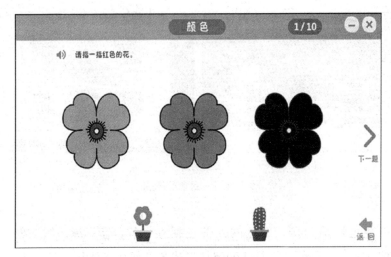

图 4-4-3　启蒙知识评估—指认图形

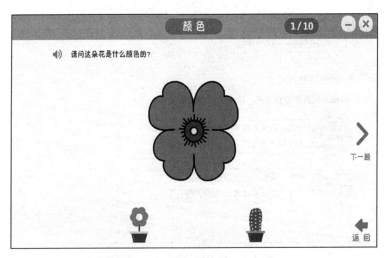

图 4-4-4　启蒙知识评估—命名图形

在认知能力评估与康复训练仪软件中完成启蒙知识评估后，点击"统计"按钮，即可得到该患者的启蒙知识评估结果（如图 4-4-5）。

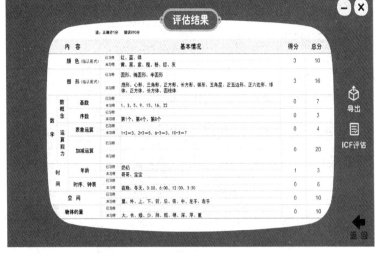

图 4-4-5　启蒙知识评估结果

评估结果分析：启蒙知识方面，该患者在颜色、图形、数字、时间、空间、物体的量方面存在发育迟缓现象，相当于正常 2 岁半的儿童（见表 4-4-3）。

表 4-4-3　启蒙知识评估结果分析

测试项目	颜色认知	图形认知	数字认知	时间认知	空间认知	物体的量
得分	3/10	2/16	2/34	1/9	1/10	1/10
发育水平	迟缓	迟缓	迟缓	迟缓	迟缓	迟缓
相对年龄	2 岁半	2 岁半	2 岁半	2 岁半	2 岁半	2 岁半

在颜色认知方面，患者得分为 3，较普通儿童迟缓发育 2—3 年，能够正确指认和命名红、黄、蓝 3 种颜色，对其他 7 种颜色的指认和命名存在困难。

在图形认知方面，患者得分为 2，较普通儿童迟缓发育 2—3 年，能正确指认和命名圆形和正方形，对其他图形的指认和命名存在困难。

在数字认知方面，患者得分为 2，较普通儿童迟缓发育 2—3 年，已习得基数和序数 1，对其他数字认知存在困难。

在时间认知方面，患者得分为 1，较普通儿童迟缓发育 2—3 年，已习得宝宝年龄的时间认知，对其他时间认知存在较大困难。

在空间认知方面，患者得分为 1，较普通儿童迟缓发育 2—3 年，已习得上的空间概念，对其他空间认知存在较大困难。

在物体的量方面，患者得分为 1，较普通儿童迟缓发育 2—3 年，已习得物体大的概念，对于其他的物体的量认知存在较大困难。

2. 认知能力评估

对患者进行认知能力的评估，了解其注意力、观察力、记忆力、推理能力以及分类能力的发展情况（如图 4-4-6）。

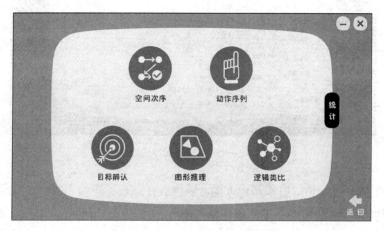

图 4-4-6　认知能力评估

以空间次序评估为例：主要考查患者对空间排列物体的记忆能力，按特定的位置排列常见的水果图片，通过变换物体空间次序排列的数量及位置来不断增加题目难度（如图 4-4-7）。

在认知能力评估与康复训练仪软件中完成认知能力评估后，点击"统计"按钮，即可得到该患者的认知能力评估结果（如图 4-4-8）。

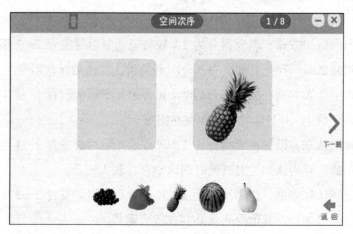

图 4-4-7　认知能力评估—空间次序

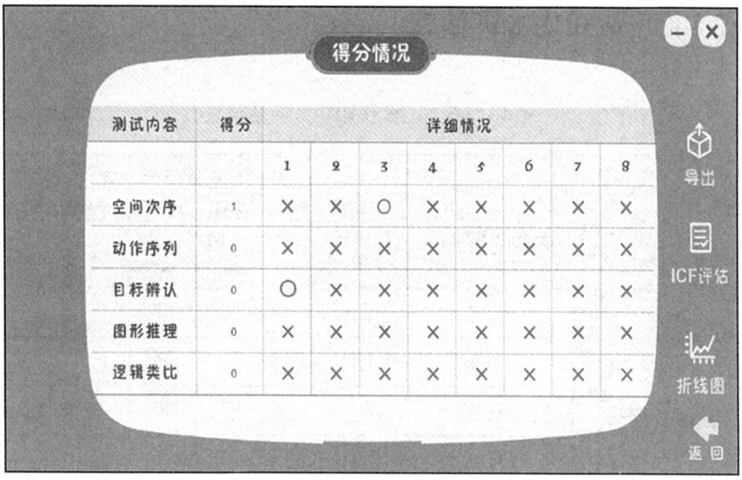

图 4-4-8　认知能力评估结果

　　评估结果分析：认知能力方面，该患者在空间次序、动作序列、目标辨认、图形推理、逻辑类比方面存在发育迟缓现象，相当于普通 3 岁的儿童（见表 4-4-4）。

表 4-4-4　认知能力评估结果分析

测试项目	空间次序	动作序列	目标辨认	图形推理	逻辑类比
得分	1/8	0/8	1/8	0/8	0/8
发育水平	迟缓	迟缓	迟缓	迟缓	迟缓
相对年龄	3 岁	3 岁	3 岁	3 岁	3 岁

　　在注意力方面，该患者空间次序得分为 1，较普通儿童迟缓发育 2 年，说明患者注意保持能力较差。

　　在记忆力方面，该患者动作序列得分为 0，较普通儿童迟缓发育 2 年，说明患者缺乏短时记忆能力和必要的记忆策略。

　　在观察力方面，该患者目标辨认得分为 1，较普通儿童迟缓发育 2 年，说明患者观察力较差，缺乏必要的观察策略。

　　在推理能力方面，该患者图形推理得分为 0，较普通儿童迟缓发育 2 年，说明患缺乏逻辑推理能力。

　　在类比能力方面，该患者逻辑类比的得分为 0，较普通儿童迟缓发育 2 年，说明患者缺乏类比能力。

（二）ICF 认知功能评估表

表 4-4-5　ICF 认知功能评估结果

身体功能 （人体系统的生理功能）损伤程度		无损伤	轻度损伤	中度损伤	重度损伤	完全损伤	未特指	不适用
		0	1	2	3	4	8	9
b1561 视觉	颜色	□	□	□	☒	□	□	□
	图形	□	□	□	☒	□	□	□
	数字	□	□	□	☒	□	□	□
	时间	□	□	□	☒	□	□	□
	空间	□	□	□	☒	□	□	□
	物体的量	□	□	□	☒	□	□	□
b163 基础认知功能	图形推理	□	□	□	□	☒	□	□
b1400 保持注意力	空间次序	□	□	□	☒	□	□	□
b1440 短时记忆力	动作序列	□	□	☒	□	□	□	□
b1441 长时记忆	逻辑类比	□	□	□	□	☒	□	□
b1565 视觉空间觉	目标辨认	□	□	□	☒	□	□	□

1. 启蒙知识评估

问题描述：（以启蒙知识评估中颜色认知为例，通过 ICF 功能损伤程度评估转换，按要求输入测试项目得分，可得出颜色认知功能损伤程度等级状况）

颜色：重度损伤（3），辨别常见颜色的得分为 3↓，相对年龄为 3 岁以下，颜色的视觉感知心智功能存在重度损伤；

进一步问题描述：

颜色：仅能正确指认和命名红色、黄色、蓝色。

ICF 功能损伤程度评估转换步骤（以颜色认知为例）：通过康复云

ICF—ICF 言语标准等级—输入性别 / 出生年月 / 评估日期—认知—b1561
视觉—颜色（图 4-4-9）。

2. 认知能力评估

问题描述：（在此以认知能力评估中空间次序为例，通过 ICF 功能损
伤程度评估转换，按要求输入测试项目得分，可得出空间次序功能损伤程
度等级状况）

空间次序：重度损伤（3），空间次序的得分为 1↓，相对年龄为 3 岁，
较正常儿童迟缓发育 2 年左右，注意力功能存在重度损伤；

进一步问题描述：

空间次序：短时间内注意力不集中（保持注意力）；

ICF 功能损伤程度评估转换步骤（以空间次序为例）：通过康复云
ICF—ICF 言语标准等级—输入性别 / 出生年月 / 评估日期—认知—b1400
保持注意力—空间次序。

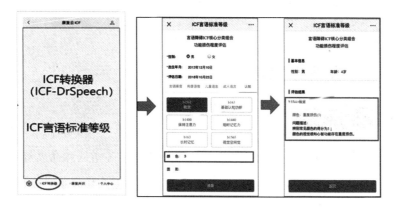

图 4-4-9　ICF 核心分类组合功能损伤程度评估转换步骤（颜色）

三、制订治疗计划

认识颜色、认识图形、认识数字、认识时间、认识空间和认识物体的量
需要康复训练，结合认知综合康复支持（认知能力）软件进行启蒙知识训练。

表 4-4-6　ICF 认知治疗计划表（颜色）

治疗任务		治疗方法	康复医师	护士	物理治疗师	作业治疗师	言语治疗师	心理工作者	特教教师	初始值	目标值	最终值
b1561 视觉	颜色	指认和命名常见颜色训练					√			3	2	1

　　制订治疗计划，以启蒙知识评估中认识颜色为例（见表 4-4-6）：通过 ICF 认知功能评估得出该患者颜色认知为重度损伤 3 级，仅能正确指认和命名红色、黄色、蓝色，下一步治疗计划是让患者能指认和命名绿色和黑色。

　　启蒙知识评估中颜色认知康复工具及步骤：结合认知综合康复支持（认知能力）软件—启蒙知识训练—认识绿色 / 黑色。

四、康复训练及实时监控

（一）认知康复训练

1. 确定训练起点

以启蒙知识评估中颜色认知为例：患者仅能正确指认和命名红色、黄色、蓝色，根据由易到难的原则，下一步是让患者指认和命名绿色和黑色。

2. 颜色指认训练

家长准备好红、黄、蓝、绿和黑等不同颜色的积木或雪花片，请小朋友在这些积木或雪花片中找出绿色和黑色的积木或雪花片。

3. 颜色命名训练

家长准备好红、黄、蓝、绿和黑等不同颜色的积木或雪花片，并请小朋友指着绿色或黑色的积木或雪花片，提问："这是什么颜色？"

（二）认知障碍康复训练实时监控

颜色认知的内容：指认和命名绿色、黑色（见表 4-4-7）。

颜色认知康复工具：结合认知综合康复支持（认知能力）软件—启蒙知识训练—认识绿色 / 黑色（如图 4-4-10）。

表 4-4-7　认知障碍康复训练实时监控（颜色）

日期	内容	训练前描述（如需）	训练结果
8 月 25 日	绿色	指认 1 分　命名 0 分	指认 1 分　命名 1 分
	黑色	指认 0 分　命名 0 分	指认 1 分　命名 0 分
	总计：指认 2 分　命名 1 分		

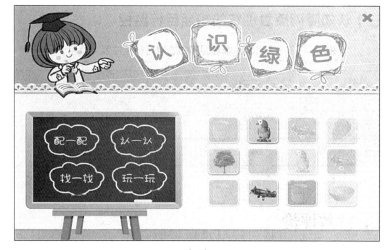

（A）

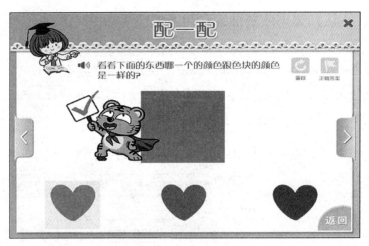

（B）

图 4-4-10　认知障碍康复训练实时监控（颜色）

（三）认知障碍康复训练的短期目标监控

表 4-4-8　认知障碍康复训练的短期目标监控表（颜色）

日期	颜色（指认）	颜色（命名）	损伤程度	
8 月 11 日	3/10	3/10	初始值	3
			目标值	2
8 月 25 日	5/10	4/10	最终值	1

五、疗效评价

在实施本阶段治疗计划的过程中，根据患者能力和训练安排，在阶段中期和末期再次进行 ICF 认知功能评估（见表 4-4-9），对治疗效果进行评价。

表 4-4-9　认知障碍康复疗效评价表（颜色）

初期评估								目标值	中期评估								目标达成	末期评估								目标达成
ICF 类目组合		ICF 限定值							干预	ICF 限定值						干预	ICF 限定值					
		问题							问题								问题					
		0	1	2	3	4				0	1	2	3	4			0	1	2	3	4	
b1561 视觉	颜色							2								√							√

一、专著

[1] 方富熹，方格，林佩芬．幼儿认知发展与教育 [M]．北京：北京师范大学出版社，2003．

[2] 杜晓新．特殊儿童认知能力训练的原理与方法 [M]．上海：华东师范大学出版社，2012．

[3] 杜晓新，黄昭鸣．教育康复学导论 [M]．北京：北京大学出版社，2018．

[4] 张茂林，杜晓新．特殊儿童认知训练 [M]．南京：南京师范大学出版社，2015．

二、期刊论文

[1] 杜晓新，王小慧．《上海市区 6 至 9 岁儿童五项认知能力团体测验量表》编制报告 [J]．心理科学，2001（3）：348-349．

[2] 杜晓新．试论特殊儿童心理学研究的特点与方法 [J]．心理科学，2002（5）：552-554，575-639．

[3] 杜晓新，黄昭鸣，赵翔．多媒体视听技术在听觉障碍儿童"认识主题"中的应用 [J]．中国听力语言康复科学杂志，2003（1）：46-47．

[4] 杜晓新，黄昭鸣，宋永宁，等．聋儿康复教育中的 HSL 理论及其操作模式 [J]．中国听力语言康复科学杂志，2006（1）：39-42．

[5] 杜晓新，王和平，黄昭鸣．试论我国培智学校课程框架的构建 [J]．中国特殊教育，2007（5）：13-18．

[6] 杜晓新，刘巧云，黄昭鸣，等．试论教育康复学专业建设 [J]．中国特殊教育，2013

（6）：25-28，40.

[7]　黄昭鸣，杜晓新，季佩玉.聋儿康复中的"医教结合"模式之探讨 [J].中国听力语言康复科学杂志，2004（2）：42-44.

[8]　黄昭鸣，杜晓新，孙喜斌，等."多重障碍·多重干预"综合康复体系的构建 [J].中国特殊教育，2007（10）：3-13，40.

[9]　邱卓英，陈迪，祝捷.构建基于 ICF 的功能和残疾评定的理论和方法 [J].中国康复理论与实践，2010，16（7）：675-677.

[10]　周红省，易海燕，黄昭鸣，等.1+X+Y 聋儿康复教育模式的实践研究 [J].中国听力语言康复科学杂志，2006（1）：43-46.

[11]　张玉红，黄昭鸣，刘巧云.特殊教育专业康复实践教学的运行困境与突围路径——基于智慧康复云服务的视角 [J].中国特殊教育，2015（11）：49-55.

[12]　程辰.教育康复学专业实践教学的探索和思考 [J].现代特殊教育，2018（5）：75-77.

[13]　陈彦，孙喜斌，杜晓新，等.学龄听障儿童和健听儿童五项认知能力的比较研究 [J].中国康复理论与实践，2012，18（8）：704-706.

[14]　陈艳，王璇，胡楠，等.国内外语言治疗师培养现状及本科教育课程设置比较 [J].中华物理医学与康复杂志，2018，40（9）：701.

[15]　尹敏敏，刘杰，张奕雯，等.基于信息技术模式的教育康复服务传递系统的建设及应用 [J].现代教育技术，2018，28（6）：95-100.

[16]　尹敏敏，张奕雯，黄昭鸣.基于虚拟桌面技术康复实验教学模式的构建及应用 [J].残疾人研究，2018（3）：66-70.